임신하고 싶을 때 읽는 책

임신하기 좋은 몸 만들기에서 고도불임 치료까지

NINSHIN SHITAI! TO OMOTTARA SUGU YOMU HON
Copyright © 2007 by MIMA HIROFUMI
All rights reserved.
First published in japan in 2007 by Kairyusha. INC.
Korean translation rights arranged with Kairyusha, INC.
through Timo Associates, INC. Tokyo&Shinwon Agency Co.,Paju.
Korean translation edition copyright © 2008 by I-Friend.

이 책의 한국어판 저작권은 신원에이전시를 통한
저작권자와의 독점계약으로 아이프렌드에 있습니다.
저작권법에 의하여 한국 내에서 보호를 받는 저작물이므로
무단전재와 복제를 금합니다.

불임의 불안, 궁금증을 해결!
엄마가 되고 싶은 당신에게 권하는

임신하고 싶을 때 읽는 책

| 미마 히로후미 지음 · 윤지나 옮김 |

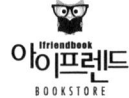

임신하고 싶을 때 읽는 책

초판 인쇄 2008년 7월 2일
초판 3쇄 2010년 10월 11일

지은이 미마 히로후미
번 역 윤지나
펴낸이 이태규 **・ 펴낸곳** 아이프렌드
북디자인 강민정 **・ 영업마케팅** 이진경 **・ 전자책** 김진도

발행처 아이프렌드
주소 대전광역시 서구 괴정로 107 연흥빌딩 201호 (괴정동 53-10번지)
전화 042-485-7844   **팩스** 042-367-7844
주문전화 070-7844-4735~7
홈페이지 www.ifriendbook.co.kr
출판등록번호 제 305 호

ⓒ미마 히로후미 (저작권자와 맺은 특약에 따라 검인을 생략합니다.)
ISBN 978-89-6204-144-6 (03510)

이 책은 저작권법에 따라 보호받는 저작물이므로 무단 전재와 무단 복제를 금지하며,
이 책 내용의 전부 또는 일부를 이용하려면 반드시 저작권자와 아이프렌드의
서면동의를 받아야 합니다.

• 값은 뒤표지에 있습니다.
• 잘못된 책은 구입처에서 바꾸어 드립니다.

임신하고 싶을 때 읽는 책
목차

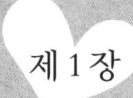

제 1 장

아기를 원할 때 임신하기 위해 | 12

Chapter 1_ 임신에 필요한 몸의 조건 | 14

1. 여성의 임신력은 난자(아기 씨앗)를 만드는 난소의 젊음에 달려 있다 | 15
2. 난소의 나이에는 개인차가 있다
   '임신하고 싶을 때'에 대비해 난소를 소중히 하자 | 18
3. 임신은 남성과의 공동작업,
   남성의 임신력에 대해 바르게 이해하자 | 19

Chapter 2_ '아기가 안 생길지도 모른다'고 생각될 때 체크해야 할 여덟가지 | 22

1. 기초체온 측정으로 난소의 나이를 추측해 보자 | 24
   · 기초체온 측정법
   · 기초체온으로 알아보는 난소의 기능
   · 기초체온표 보는 법
2. 약년성 갱년기의 가능성을 체크해보자 | 31
3. 30대에 결혼한 부부는 본인들의 판단으로 피임하지 말자 | 33
4. 30세 이상 여성들은 하루라도 빨리 검진 받자 | 34
5. 남성의 생식능력은 검사로만 알 수 있다 | 35
6. 불임 치료 전문의에게 검진 받자 | 36
7. 고도생식의료에 대해 바르게 알자 | 38
8. 난소의 안티에이징에 힘쓰자 | 40

제 2 장

임신의 메커니즘과 불임의 원인 | 42

Chapter 1_아기가 생길때까지의 메커니즘 | 44

1 임신의 메커니즘 | 45
- 장면 1 난자와 정자
- 장면 2 수정
- 장면 3 착상

2 임신성립의 조건 | 49
- 여성 쪽 임신 성립의 조건
- 남성 쪽 임신 성립의 조건

[칼럼] 임신의 성립과 호르몬의 기능 | 56

Chapter 2_불임의 원인 | 60

1 여성 쪽의 주된 원인 | 61
- 배란장애
- 난관의 이상
- 자궁의 이상
- 경관점액의 이상상

2 남성 쪽의 주된 원인 | 66
- 조정기능장애
- ED(발기부전)
- 정색정맥류와 정관수송장애

[칼럼] 급증하는 클라미디아감염증 | 70

[칼럼] 원인불명 불임 | 71

제 3 장

난소의 안티에이징 생활법으로
임신하기 좋은 몸 만들기 | 72

Chapter 1_임신하기 좋은 몸 만드는 생활습관 | 74

1 냉증을 개선하자 | 75
- 체온이 0.2~0.3도만 올라가도 임신율이 높아진다
- 한방으로 냉증을 개선하자
- 입욕과 족탕으로 냉증을 개선하자
- 적당한 운동으로 냉증을 개선하자
- 간단한 양손체조로 면역기능을 활성화시키자
- 물리적으로 몸을 따뜻하게 만들어 냉증을 개선하자
- 몸을 따뜻하게 하는 식재료를 쓰자

2 호르몬의 어머니 'DHEA'로 난소기능을 향상시키자 | 84
- DHEA는 호르몬의 어머니, 난소의 젊음을 되돌리는 효과가 있다
- DHEA를 유지하는 생활술

3 항산화력 향상으로 난소의 노화를 막자 | 88
- 활성산소는 세포의 노화를 촉진시킨다
- 활성산소를 분석해 보자
- 활성산소를 억제하는 생활법

4 임신력을 저하시키는 담배는 끊자 | 92
- 흡연은 불임증상을 악화시킨다

5 정신적인 스트레스를 해소하자 | 95
- 남녀 모두 스트레스를 해소한다
- 주치의와 충분한 커뮤니케이션을 한다
- 참지 말고 울자
- 자신만의 스트레스해소법을 찾자
- 이미지를 중요하게 여기자

6 식생활을 바꾼다 | 99
- 영양의 균형이 깨지면 난소기능이 저하된다
- 유지(油脂)는 알파-리놀렌산을 섭취한다
- 건강에 좋은 기름을 쓴다
- 너무 찌거나 마르지 않는 식생활을 한다
- 장을 젊게 유지하자

제 4 장

글리코영양소로 임신력을 올리자 | 106

Chapter 1_ 임신에 대한 희망으로 이어주는 글리코영양소 | 108

- 글리코영양소란?
- 불임 치료와 글리코영양소의 관계
- 불임 치료의 효과를 높이는 글리코영양소
- 글리코영양소는 이런 변화를 가져온다
- 글리코영양소와 불임 치료의 임상례
- 글리코영양소와 남성불임

[체험담] 제가 임신할 수 있었던 것 글리코영양소 덕분입니다 | 127
[체험담] 클라미디아감염증을 극복하고 임신하기까지 | 130
[체험담] 중증의 자궁내막증을 앓고 있지만 글리코영양소에 기대를 걸어봅니다 | 136
[체험담] 결혼이 늦었기 때문에 바로 치료를 시작했습니다 | 140
[체험담] 글리코영양소에는 난자를 젊게 만드는 힘이 있습니다 | 143

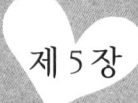

제 5 장

불임증 검사와 치료 | 148

Chapter 1_불임증 검사란? | 150

- 여성 검사
- 남성 검사

Chapter 2_불임 치료법이란? | 157

- 불임원인에 따른 치료
- 여성의 기초적 치료법

[칼럼] 배란촉진에 쓰이는 약 | 161

- 남성의 기초적 치료법
- 일반치료와 보조생식술(ART)

[체험담] 과감하게 체외수정에 도전해 임신에 성공했습니다 | 173
[체험담] 아기를 태우고 유모차를 밀고 싶던 꿈이 이루어졌습니다 | 176

Q&A

불임 치료 Q&A | 180

[일반 불임 치료] | 182

- Q 일반치료와 보조생식술(ART)은 어떻게 다른가요?
- Q 치료의 스텝업이 뭔가요?
- Q 타이밍법에 대해 상세히 알고 싶습니다
- Q 인공수정을 왜 AIH라고 부르나요?
- Q 정액을 집에서 채취하면 안 되나요?
- Q 정액의 상태는 왜 변하나요?

[보조생식술(ART)] | 185

- Q 체외수정으로 태어난 아기는 얼마나 되나요?
- Q 체외수정·배아이식을 왜 IVF·ET라고 부르나요?
- Q 체외수정과 정자직접주입술은 어떻게 다른가요?
- Q 채란을 위한 인공주기법이 뭔가요?
- Q GnRH 효능제와 GnRH 길항제는 다른 약인가요?
- Q 유전자조작제제인 리콤비넌트 FSH는 부작용이 없나요?
- Q 수정란은 어떻게 자라나요?
- Q 난자와 정자의 수정능력을 알 수 있나요?

[보조생식술의 성공률을 높이는 기술] | 190

- Q 보조부화술이 뭔가요?
- Q 배반포 이식이 뭔가요?
- Q 2단계 배아이식이 뭔가요?
- Q 무정자증인 남편의 아기를 갖고 싶습니다

[가까운 미래의 치료법] | 193

- Q 미혼이라도 나중을 생각해서 난자를 보존해 둘 수 있나요?

임신하고 싶을 때
읽는 책

제 1 장

아기를 원할 때 임신하기 위해

Chapter 1_
임신에 필요한 몸의 조건

제1장 / 아기를 원할 때 임신하기 위해

Chapter 1_ 임신에 필요한 몸의 조건

"아직은 일에 열중하고 싶다."
"한동안은 부부 둘만의 생활을 즐기다 1~2년 후에 임신하고 싶다."
"자리가 잡힐 때까지 임신은 미루고 싶다."

엄마는 되고 싶지만, 임신은 아직이라고 말하는 여성들의 사정은 저마다 조금씩 다를 것이다. 이렇듯 아기를 원하는 시기는 달라도 아기를 갖고 싶을 때 임신할 수 있다면 가장 이상적일 것이다. 이런 이상을 실현하기 위해 꼭 알아두어야 할 것에 대해 알아보자.

① 여성의 임신력은 난자(아기 씨앗)를 만드는 난소의 젊음에 달려 있다

아기가 생기는 의학적인 구조를 아는 사람은 의외로 적다. 결혼생활, 즉 배우자와 성생활을 하다 보면 아기가 생길 것이라고 막연하게 생각하는 사람들이 정말 많다. 아기의 씨앗은 여성의 난자와 남성의 정자이다. 난자와 정자가 건강한 상태에서 서로 만나 수정되지 않으면 아기는 생기지 않는다. | 45페이지. 임신의 메커니즘을 참조 | 그렇다면 난자는 여성의 몸속 어디에 있을까? 이 질문의 답은 난소이다. | 영어로는 난소를 오버리(ovary) 라고 한다 |

여성의 내성기

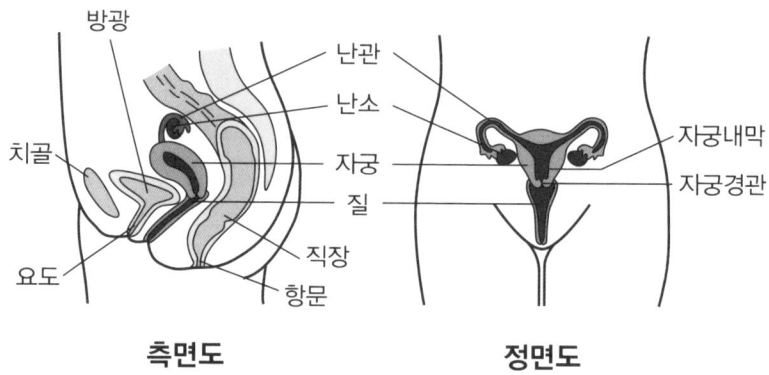

측면도   정면도

그럼 난소는 어디에 있을까?

자궁 위 양쪽에 가는 난관이 있는데 난소는 이 난관 끝에 있다. 다시 말해 난소는 좌우로 두 개 있다. 위의 여성의 내성기 그림에서는 이해를 돕기 위해 난관은 마치 팔을 좌우로 펼친 듯이 그렸고 난소는 그 끝에 메추라기알처럼 그려놓았다. 그러나 실제로는 자궁 위쪽을 어깨에 비유하면 난소는 그 어깨에 업힌 형상을 하고 있기 때문에 자궁의 그늘이 되고 있다고 생각하면 된다. 난관도 그림에서처럼 팽팽한 느낌으로 뻗어있지 않고 조금 뒤틀어진 느낌으로 자궁으로 이어져 있다.

이제 실제로 난소의 존재를 느껴보자.

똑바로 누워 치골 | 하복부 중앙에 있는 역삼각형의 뼈 | 을 만져 보자. 손끝으로 치골의 윤곽을 천천히 따라가 보자. 치골의 위쪽 끝을 만지면

서 그 좌우의 움푹 파인 곳 밑에 숨겨져 있을 난소를 상상해 보자. 크기는 엄지손가락 끝의 한 마디 정도, 다시 말해 아몬드 크기 정도 된다. 형태도 아몬드와 비슷한 타원형이다. 그런데 배란기에는 난소가 커지기 때문에 손끝이 민감한 사람이나 하복부에 거의 지방이 없는 사람은 배 아래 쪽ㅣ배꼽에서 좌우로 비스듬하게 내려간 곳ㅣ을 만지면 난소가 느껴지는 경우도 있다. 또는 배란ㅣ난소에서 성숙된 난자가 배출되는 것ㅣ시 동반되는 배란통을 통해 난소의 위치를 아는 사람도 있다.

난소는 생리의 리듬을 관장하는 여성호르몬을 분비한다. 난소는 아기의 씨앗인 난자ㅣ의학용어로는 원시난포라고 한다ㅣ로 가득하며 많은 성호르몬의 분비 시스템의 영향을 받아 발육하고 성숙해간다. 난소가 젊으면 성호르몬의 분비가 원활해져 임신이 잘 되는 건강한 난자가 자란다. 물론 난소가 나이를 먹으면 난자가 잘 성숙되지 않고 성숙이 되더라도, 수정이 잘 되지 않는 난자가 배란되게 되어 있다. 아기를 임신하는 힘에는 '나이의 벽'이 있는 것이다.

만약 당신이 서른이 넘었다면 빨리 서둘러야 한다. 난소의 기능은 서른넷을 고비로 급격히 저하되기 때문이다. 당신이 아무리 아기보다는 일이나 경제적인 안정이 먼저라고 생각해도 아기를 가질 계획이 없는 것이 아니라면 여유를 부릴 때가 아니다. 피임하지 말고 지금 바로 아기를 갖기 위해 노력해야 한다. 최근 만혼이 늘면서 여성들이 아기를 가지려는 연령대가 확실히 높아졌다. 그런데 나이가 들면 난소도 노화돼 건강한 난자가 자라기 어렵기 때문에 임신이 안 되는 불임증으로 고민하는 여성들도 늘어난다. 다시 한번 강조하지만, 여성의 임신력에는 '나이의 벽'이 있다는 것을 잊지 말자.

② 난소의 나이에는 개인차가 있다
'임신하고 싶을 때'에 대비해 난소를 소중히 하자

난소의 기능이 가장 좋을 때는 20대이다. 앞에서도 언급했듯이 서른셋이 넘으면 난소의 기능이 눈에 띄게 저하되기 시작한다는 것은 생식의학의 대원칙이다. 그러나 개인차가 있는 것 또한 사실이다. 개인차가 생기는 큰 이유는 부모로부터 물려받은 난소의 체질 때문이라고도 할 수 있지만, 부모로부터 난소의 기능이 약한 체질을 물려받거나 또는 자연의 섭리에 따라 난소기능이 저하되는 30대 후반이라도 난소가 매우 젊은 사람들이 있다.

우리들의 몸을 구성하는 장기는 매일 매일 섭취하는 음식의 영양분을 최대한 흡수해 효과적으로 활용함으로써 본래의 기능을 하게 되는데 이는 난소도 마찬가지이다. 난소가 제대로 기능하기 위해서는 잘 먹어 영양소를 잘 섭취해야 한다. 난소가 제 기능을 하면 아주 건강한 난자가 자라게 된다. 그런데 건강한 체질을 타고났지만 극심한 다이어트로 난소를 노화시키는 경우도 있다. 실제로 24세에 생리가 멈추고 난소의 나이가 60대가 된 여성이 있었다.

이렇게까지 극단적인 경우는 아니지만 '약년성(若年性) 갱년기'라고 해서 30대에 갱년기를 맞는 사람들이 있다. 앞에서 난소 기능에는 나이의 벽이 있다고 했다. 자연적인 노화로 인해 난소의 기능이 저하되어 생리불순이 되거나 폐경 | 생리가 없어지는 것 | 이 되는 것을 갱년기라고 한다. 폐경의 평균연령은 50세 | 미마산부인과 조사 기준 | 인데, 건강관리를 소홀히 해 난소가 상처를 입어 갱년기가 된 사람이나 갱년기 예비군이라 할 수 있는 사람들이 많다.

난소가 자연적인 노화 이상으로 노화가 가속화되는 큰 원인 중 하나가 흡연이다. 아기를 갖고자 하는 사람들은 담배를 피워서는 안 된다. 물론 식사량을 줄이는 다이어트도 안 되고 편식이나 영양의 균형이 깨진 식사도 안 된다. 그리고 심신의 스트레스는 가능한 빨리 해소해야 한다. 스트레스는 세포를 손상시키는 활성산소를 발생시키기 때문에 난소의 세포에도 노화를 가져와 난소의 기능을 저하시킨다. 결국 난소의 기능을 젊게 유지하는 비결은 금연, 균형 잡힌 식사, 활성산소 제거, 적당한 유산소운동, 수면, 냉증 예방과 해소 등 노화를 방지하는 생활습관에 있다는 것을 명심해야 한다. | 상세한 내용은 제3장을 참조 |

③ 임신은 남성과의 공동작업, 남성의 임신력에 대해 바르게 이해하자

임신에 대한 책임은 여성과 남성 모두에게 있다. 아기의 씨앗은 난자와 정자이기 때문에 여성에게 좋은 난자가 있어도 남성의 정자가 나쁘면 임신이 어려울 수 있다. 정자는 남성의 정소 | 고환 | 에서 만들어진다. 정자를 만드는 힘을 조정 | 造精 | 기능이라고 하는데, 조정기능은 뇌나 정소에서 분비되는 성호르몬의 영향을 받는다. 그리고 여성과 마찬가지로 호르몬 분비에 깊이 관여하는 것이 과로나 심신의 스트레스이다. 건강한 정자가 많이 만들어지도록 하기 위해서는 제대로 된 식사와 균형 잡힌 영양이 필요하다. 적당한 운동으로 혈액순환을 좋게 하고 조정기능을 현저하게 저하시키는 담배를 끊는 것도

중요하다.

조정기능은 부모로부터 물려받은 유전자 차원에서의 체질이 바탕이 되지만 생활습관에 따라서도 크게 좌우된다. 그런데 정력과 생식력은 별개의 문제이다 | 42페이지 참조 | . 부부관계가 가능하더라도 건강한 정자가 없으면 임신은 불가능하다는 이야기이다.

반대로 조정기능이 정상이라도 부부관계에 너무 소극적이면 곤란하다. 난자는 대략 4주에 한 번밖에 배란되지 않는다. 이때 부부관계가 없으면 정자와 난자의 합체 | 임신 | 는 어렵다. 일 때문에 바쁘거나 과로 때문에 부부관계에 소극적인 남성들이 늘고 있다. 과로뿐 아니라 과도한 음주도 ED | 발기부전 | 의 원인이 된다. 단 적당한 음주는 최음작용이 있다는 사실도 기억해두자.

그리고 최근 크게 부각되고 있는 것이 환경호르몬의 영향이다. 환경호르몬의 정식명칭은 '외인성 내분비 교란물질'이다. 사람의 몸에서는 다양한 호르몬이 분비되는데 이들 호르몬과 그 기능을 '내분비'라고 한다. 난자를 성숙시키거나 정자를 만드는 것도 호르몬인데 이런 호르몬을 가리켜 성호르몬이라 한다. 호르몬의 분비나 기능이 몸속에서 일어난다고 해서 '내인성'이라 한다.

이와 반대로 환경호르몬은 '외인성'이다. 체내로 들어와 호르몬 분비나 기능을 교란하는 환경 속에 존재하는 다양한 화학물질이 환경호르몬이다. 환경호르몬으로 많이 알려진 것이 배기가스에 포함된 화학물질이나 농약으로 쓰이는 살충제 등인데, 생물의 세계에서는 암컷보다 수컷이 영향을 받기 쉬운 것으로 알려져 있다. 사람도 여성보다 남성이 영향을 받기 쉬운 것으로 알려져 아기를 갖는데 근간이 되는 조정기능에 환경호르몬이 영향을 미치고 있을 것이라는 우려가 지적되고 있다. 조사대상자 수는 적지만 젊고 건강한 남성들의 정자 수가 감소하고 있다는 조사 결과가 일본과 프랑스 등에서 발표되고 있다.

환경호르몬은 우리 주변 가까이에 있다. 식품과 관련해서는 컵라면 용기나 랩의 소재에 들어 있다. | 제품에 따라 환경호르몬의 성분이 다르다 | 만일 남성이 일 때문에 저녁을 거의 집에서 못먹고 직장에서 컵라면이나 랩이 씌워진 조리 음식을 먹는 일이 많다면 그 남성의 건강한 정자를 만드는 능력은 저하되고 있을지 모른다.

Chapter 2_
'아기가 안 생길지도 모른다'고 생각될 때 체크해야 할 여덟 가지

제1장 / 아기를 원할 때 임신하기 위해

Chapter 2_ '아기가 안 생길지도 모른다'고 생각될 때 체크해야 할 여덟 가지

먼저 자신과 자신의 배우자가 임신이 가능한 몸인지부터 살펴보자. 결혼한 지 몇 년 됐거나 사실혼에 가까운 관계를 몇 년 동안 유지하는데도 임신이 되지 않으면 불임증일 가능성이 있다. 평범하게 성관계를 갖는 커플의 경우 피임이 매우 어렵기 때문에 피임에 실패해 임신하는 경우가 많다. 참고로 콘돔의 피임실패율은 콘돔을 이상적으로 사용법의 경우 2%, 일반적인 사용법의 경우 15%이다.

출산 경험이 없는 여성이 IUD | 자궁내피임기구 | 를 사용하는 경우는 드물지만, 약제부가IUD의 경우 이상적으로 사용할 때 피임실패율은 0.1~0.6%이고, 일반적인 사용법일 경우 0.1~0.8%로 나타나고 있다. 한편 필 | 경구피임약 | 은 잊지 않고 복용만 하면 피임 성공률 100%라고들 한다. 그러나 실제로는 이상적으로 사용하면 피임실패율이 0.3%로 낮지만, 제때 복용하지 않는 경우를 포함한 일반적인 사용법의 경우는 8%로 높아진다. | NewYork:ArdentMedia, 2004년 |

아직 아기가 없는 커플, 특히 여성들은 자신도 모르는 사이에 '왜 임신이 안 되지? 혹시 아기가 잘 안 생기는 체질인가?'라고 걱정하고 있지는 않은지 잠시 생각해보자. 불임증을 걱정하면서도 산부인과에 가지 않는 사람들도 많을 것이다. 조금이라도 걱정된다면 다음 항목에 따라 자신의 임신력을 자가 진단해 보자.

① 기초체온 측정으로 난소의 나이를 추측해 보자

난소가 정상적으로 기능하고 있는지 아는 척도는 생리다. 생리가 25~38일 간격으로 규칙적으로 반복되고 있다면 생리 주기는 정상이다. 생리가 정상 주기보다 짧거나 또는 긴 경우 난소가 제대로 기능하지 못할 가능성이 있으니 한 번 확인해 보자.

일 때문에 바쁜 여성 중에는 자신의 생리 날짜를 쉽게 떠올리지 못하는 사람도 있을 것이다. 생리 날짜는 수첩이나 달력에 반드시 메모해 두자. 메모하고 나서야 생리를 두 달에 한 번 하고 있었다는 사실을 깨닫는 사람도 있을 것이다. 그런데 생리가 규칙적이어도 난소기능이 완전하다고 말하기 어려운 경우도 있다. 본래 배란과 함께 생리하는 배란 주기가 정상이지만 배란이 되지 않아도 생리는 할 수 있기 때문이다. ㅣ이를 무배란 주기라고 한다ㅣ 배란은 난소에서 난자ㅣ아기의 씨앗ㅣ가 나오는 것을 말한다. 즉 배란은 임신에서 절대 빼놓을 수 없는 조건인 셈인데 배란이 된 생리 주기인지는 기초체온을 재보면 알 수 있다.

♥기초체온 측정법

반드시 전용 기초체온계로 잰다

기초체온은 아침에 눈을 떠서 전혀 활동하지 않은 상태에서 재는 체온을 말한다. 침대 맡에 체온계를 준비해 두고 잠에서 깨면 바로 잰다. 화장실에 가고 싶을 때는 가면서 재도 되지만 최근에 시판되는 체온계는 전자 체온계라 몇 초면 끝나니 가능하면 침대에서 재도록 한다.

기초체온은 생리 주기에 따라 '생리 시작과 함께 체온 하락'→'체온 하락 상태 유지 ㅣ저온기ㅣ'→'저온에서 고온으로의 이행 및 고온 유지 ㅣ고온기ㅣ'→'생리 시작과 함께 다시 체온 하락'의 과정을 거친다. 단 저온기와 고온기의 차이는 0.3°~0.6° 정도로 매우 작아 일반 체온계로는 파악하기 힘들기 때문에 반드시 전용 기초체온계로 재야 한다.

전용기초체온표에 기록한다

기초체온은 눈금이 작아서 작은 변화도 꺾은선 그래프로 표현할 수 있는 전용 기초체온표에 기록한다. 숫자만 기록하는 사람들도 있는데 그렇게 하면 체온의 변화를 한 눈에 알아보기 힘들다. 기초체온은 매일 재는 게 원칙이지만, 만일 깜빡했다면 그날을 그냥 넘어간다. 기초체온은 꾸준히 기록하는 것이 중요하기 때문에 하루 이틀 깜빡했다고 중간에 포기하면 안 된다. 놓친 날은 건너뛰고 꾸준히 기초체온을 측정하는 버릇을 들인다.

♥기초체온으로 알아보는 난소의 기능

기초체온의 변화 = 난소의 호르몬 변화

생리가 시작되면 한동안 저온기가 이어지는데, 이 시기는 난소에서 에스트로겐 ㅣ난포호르몬-난소에서 분비되는 여성 호르몬의 일종ㅣ이 나와 원시난포가 자라는 시기다. 원시난포에서 성숙 난포로 자라면 뇌에서 '배란'을 명령하는 호르몬 ㅣLH·황체형성호르몬ㅣ이 나와 배란이 일어난다. 그리고 배란이 일어나면 난자가 빠져나온 난소에는 '황체'라

는 것이 생기는데 거기에서 프로게스테론 | 황체호르몬-난소에서 분비되는 여성 호르몬의 하나 | 이 분비된다. 이 호르몬에는 체온을 상승시키는 작용이 있기 때문에 배란 후에 기초체온이 올라가는 것이다. 다시 말해 기초체온이 고온이 됐다는 것은 배란이 됐다는 증거이기 때문에 저온기와 고온기가 있으면 배란이 일어나는 정상적인 생리 주기이다.

기초체온은 기본 정보. 마음에 걸리는 것이 있을 때는 빨리 병원으로

만일 기초체온이 정상이 아니면 아기가 잘 생기지 않을 수 있다. 이럴 때는 빨리 불임 치료 전문의를 찾아 난소의 상태를 검진받아야 한다. 다양한 형태로 나타나는 기초체온표를 살펴본다.

♥기초체온표 보는 법

뚜렷한 이상성 | 二相性 | 이 되는 기초체온

(정상 배란 주기/그림1/29페이지)

약 14일 전후의 저온기와 고온기가 교대로 반복되면 배란이 일어나는 정상적인 기초체온이다. 정상 기초체온의 경우 저온기가 12~18일 정도 지속되다 1~2일 동안 저온기에서 고온기로 이행되고 고온기는 그 상태에서 10일 이상 지속된다. 그리고 저온기와 고온기의 체온의 차이는 0.3도 이상이 정상이다.

배란은 보통 저온기 마지막 날에 일어나는 것으로 알려져 있는데, | 이때 기초체온이 뚝 떨어지는 사람도 있다 | 저온기 마지막 날에 배란이 되는 사람은 생각보다 많지 않다. 대부분은 저온기에서 고온기로 바

꿔는 1~3일 동안 배란이 일어난다. 기초체온이 뚜렷한 이상성이면 원칙적으로 난소의 기능도 정상이고 아기의 씨앗인 난자도 정상적으로 나온다고 볼 수 있다. 배란에 문제가 없기 때문에 배란 일에 맞춰 부부관계를 가지면 임신의 가능성은 크다. 단 아기가 잘 생기지 않은 원인은 다양하기 때문에 배란이 잘 돼도 임신이 잘 되지 않는 경우도 물론 있다. | 61페이지. 불임의 원인 참조 |

이상성이나 저온기가 긴 기초체온

(난자의 발육이 늦는 경우/그림2/29페이지)

저온기가 21일 이상 지속되면 난자 발육에 시간이 많이 걸리고 있는 것이다. 이 경우는 난자를 키우는 에스트로겐 이외의 성호르몬의 작용이 약한 것으로 볼 수 있다. 난자의 성숙도도 낮을 것으로 예상되기 때문에 아기가 잘 생기지 않을 가능성도 있다.

이상성이나 고온기가 짧은 기초체온

(황체기능부전/그림3-A·B·C/30페이지)

기초체온이 저온기와 고온기가 나타나는 이상성이라도 고온기의 지속기간이 짧은 경우 | 10일 미만 |, 고온기의 체온이 불안정해 때때로 저온이 되는 경우, 고온기의 체온이 낮아 저온기와의 차이가 0.3 미만인 경우 등은 주의가 필요하다. 이런 경우 배란 후 생기는 황체가 충분히 형성되지 못해 황체가 제대로 기능하지 못하는 '황체기능부전'으로 볼 수 있다. | 62페이지 참조 |

임신은 난자와 정자가 만나 | 수정 | 생기는 수정란이 자궁내막에 착상 | 뿌리를 내리듯이 붙음 | 되는 것인데, 황체기능부전이면 수정란이 착상되기 어려워 아기가 잘 생기지 않는 원인이 된다.

일상성 기초체온

(무배란/그림4/30페이지)

저온기만 있고 고온기가 없는 일상성 기초체온의 경우는 배란이 없는 것으로 볼 수 있다. | 무배란 주기증 | 매번 배란이 되지 않거나 2~3개월에 한 번 정도밖에 배란되지 않는 것을 배란 장애라고 하는데 이는 불임증의 원인이 된다. 그리고 배란 장애가 심해지면 생리를 몇 달에 한 번밖에 하지 않는 생리불순이나 생리가 아예 없는 무월경이 되는 경우도 있다.

기초체온

그림1 정 상

14일 전후의 저온기와 고온기가 교대로 반복
저온기에서 고온기로 1~2일 동안 이행
저온기와 고온기의 차가 0.3도 이상
고온기가 10일 이상 지속

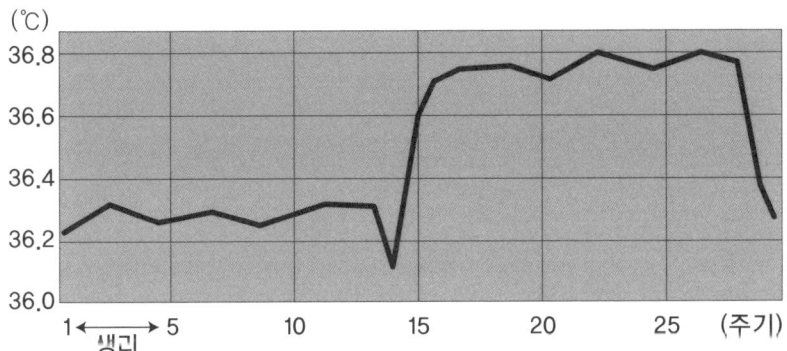

그림2 난자의 발육이 늦은 경우

저온기가 21일 이상 지속

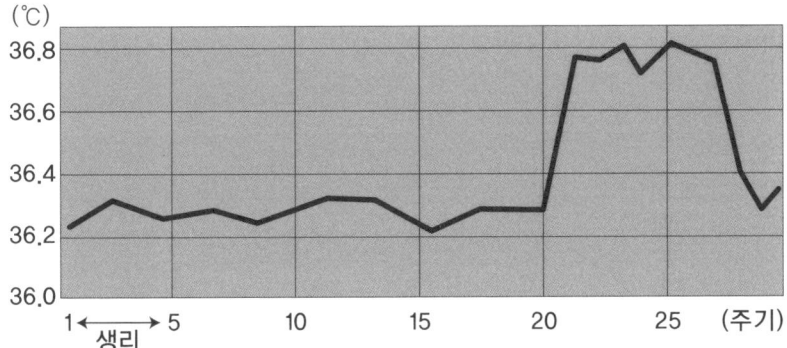

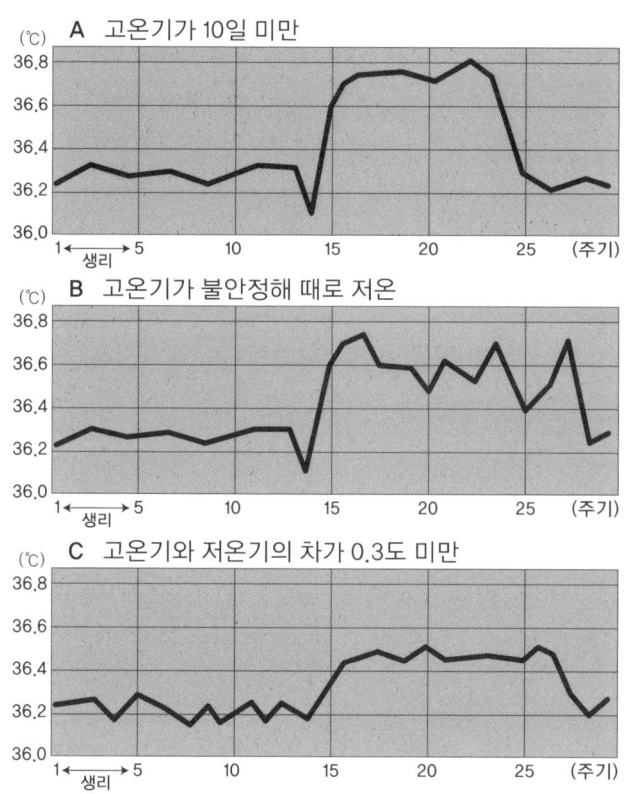

※ 그림3 황체기능부전
 A 고온기가 10일 미만
 B 고온기가 불안정해 때로 저온
 C 고온기와 저온기의 차가 0.3도 미만

※ 그림4 무배란   고온기와의 구분이 없다
            저온기만 있는 일상성

② 약년성 갱년기의 가능성을 체크해보자

원래 갱년기란 생식 연령에서 비생식 연령으로 이행하는 시기를 말하는데, 일반적으로는 폐경이 오는 평균 50세를 전후한 10년 동안을 말한다. 갱년기는 난소의 생리적인 노화가 원인이기 때문에 개인차는 있지만, 대개는 45세 경부터 시작된다. 적어도 40세 미만의 여성이 갱년기가 되는 경우는 없다. 그런데 20~30대 여성 중에서도 다양한 원인으로 인해 난소기능이 저하되어 약년성 갱년기가 되는 경우가 있다. 예를 들면 갑자기 극심한 다이어트를 하는 경우이다. 정확한 지식 없이 자기 식대로 하는 다이어트는 영양실조를 일으켜 난소기능을 컨트롤하는 뇌의 시상하부 기능에 이상을 일으키게 되는데 이는 난소에 몹시 나쁜 영향을 미치게 된다.

✼ ✼ ✼ ✼ 약년성 갱년기도 체크 ✼ ✼ ✼ ✼

각 항목별로
[증상 없음] …… **0점**
[증상은 있으나 일상생활에 지장 없음] …… **1점**
[증상이 심해 일상생활에 지장 있음] …… **2점**

✶ **약년성 갱년기도 체크 1**(여성호르몬 저하에 따른 증상)

1. 얼굴이 화끈거린다	
2. 냉하다	
3. 저리다	
4. 요통·어깨 결림	
5. 땀이 잘 난다	
6. 화장실에 자주 간다	
7. 성교통이 있다	
8. 피부가 거칠다	
총 계	

✻ 약년성 갱년기도 체크 2 (심인성 스트레스에 따른 증상)

1. 두통	
2. 현기증·일어날때 앞이 캄캄함	
3. 불면증	
4. 가슴이 답답하다	
5. 피로를 쉽게 느낀다	
6. 의욕이 없다	
7. 신경질적이고 항상 불안하다	
8. 구역질	
총 계	

체크 1과 2의 합계를 낸다 ▶ 합계 ◯ 점

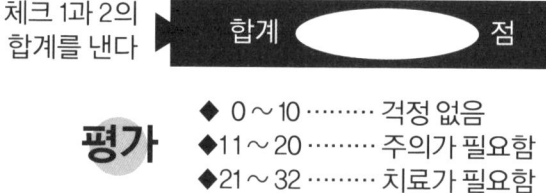

평가
- ◆ 0~10 ……… 걱정 없음
- ◆ 11~20 ……… 주의가 필요함
- ◆ 21~32 ……… 치료가 필요함

　심한 정신적인 스트레스도 난소 기능에 영향을 미친다. 스트레스와 성호르몬의 컨트롤은 밀접한 관계가 있기 때문이다. 흡연도 난소를 노화시킨다. 담배는 혈관을 수축 시켜 혈액순환을 방해한다. 혈액순환이 잘 안 되면 난소로 가야 할 산소와 영양분이 제대로 전달되지 않아 난소기능을 저하시킨다. 담배에는 니코틴, 타르, 일산화탄소 등 400종류나 되는 유해물질이 들어 있다. 담배의 유해물질은 눈에 띄게 난자의 질을 떨어뜨린다. 최근 젊은 여성의 흡연률이 늘고 있는 것은 걱정스러운 일이다.

　약년성 갱년기의 증상은 갱년기 증상과 같은데 우선 생리불순부터 온다. 심한 경우 생리가 완전히 멈추는 경우도 있다. 호르몬의 밸

런스나 자율신경이 흐트러지기 때문에 얼굴이 화끈거리는 증상이나 식은땀, 냉증이 나타나기도 한다. 그리고 심인성 증상이 심하게 나타나는 경우도 있다. 약년성 갱년기는 바로 불임으로 이어진다. 앞의 표를 가지고 체크해보자. 각각의 항목에서 '증상 없음'은 0점, '증상은 있으나 일상생활에 지장 없음'은 1점, '증상이 심해 일상생활에 지장 있음'은 2점으로 계산한다. 체크 1과 체크 2의 점수를 합쳐서 21점 이상이 나오고 생리불순인 경우에는 빨리 호르몬 검사 등 난소기능 검사를 받는 것이 좋다.

③ 30대에 결혼한 부부는 본인들의 판단으로 피임하지 말자

대부분의 사람들은 결혼하면 바로 아기가 생기는 줄 안다. 이 때문에 당장 임신을 원하지 않는 부부들은 바로 피임을 시작하기 쉬운데 이런 피임은 문제가 있다. 정상인 부부들은 문제가 없지만, 불임중인 부부가 불임인지 모르고 피임을 하게 되면 불임 검사는 물론 치료도 늦어지기 때문이다. 30대 여성의 경우 이렇게 피임을 하는 동안 난소기능은 현저하게 저하된다.

예를 들어 23살에 결혼한 사람은 3년 동안 피임을 해도 26살이다. 그러나 31살에 결혼한 사람이 3년 동안 피임을 하면 34살이 된다. 피임을 안 하는데도 임신이 되지 않아 검사를 받을 때는 이미 35~36살이 되는 것이다. 그러니 30대에 결혼한 부부들은 자신들의 판단에 따라 피임하면 안 된다. 언젠가 아기를 가질 생각이라면 피임 전에 반드시 부부가 함께 불임증 검사를 받아야 한다. 그리고 조금이라도 문제가 있다면 아기부터 갖도록 한다.

"왜 하필 우리 부부한테 이런 일이…."

불임 진단을 받는 부부들은 한결같이 이렇게 말한다. 부부 10쌍 중 1쌍이 불임증이라는 것과 여성의 난소에는 나이의 벽이 있다는 것을 잊지 말자.

 30세 이상 여성들은 하루라도 빨리 검진 받자

일본에서는 정상적인 성생활을 하는 부부가 2년 이내에 임신이 되지 않는 경우를 불임증이라고 하는데, 미국에서는 임신이 되지 않는 기간을 1년 이상으로 보는 견해가 주류를 이루고 있다. 이는 아기를 원하는 부부의 90퍼센트 가까이가 1년 이내에 임신이 되기 때문이다. 1년 이내에 임신이 되지 않을 경우 부부 중 어느 한쪽, 또는 양쪽에 불임의 원인이 있을 가능성이 높다.

여성은 서른 살이 넘으면 생일이 돌아올 때마다 임신력은 저하되고 서른다섯 살이 되면 그 능력이 스물다섯 살의 반으로 떨어지는 것으로 알려져 있다. 여성에게 시간은 귀중한 보물이다. 하루하루 노화되는 난소의 기능을 생각해 서른이 넘으면 1년이 아니라 한 달이라도 빨리 치료를 받아야 한다.

'이번에는 임신일지도 몰라'라는 기대가 있을 것이다. 가능하면 자연임신을 하고 싶다는 바람과 불임증 진단에 대한 두려움도 있을 것이다. 이런 심리 때문에 검진을 뒤로 미루기 쉽다. 그러나 나이와 함께 확실히 노화되어 가는 난소를 생각한다면 귀중한 시간을 낭비하지 말고 하루라도 빨리 치료를 시작해야 한다.

⑤ 남성의 생식능력은 검사로만 알 수 있다

불임증은 앞서 이야기했듯이 '생식 연령에 있는 부부가 정상적인 성생활을 2년 이상 해도 임신이 되지 않는 경우'를 말한다. 즉 임신하려면 정상적인 성생활, 즉 질내 사정이 전제가 돼야 하지만, 그렇다고 부부관계만 많이 깆는다고 무조건 임신이 되는 것은 아니다. 불임증은 부부관계만으로는 판단할 수 없다는 이야기이다. 특히 남성의 생식능력은 정액 검사를 하지 않으면 알 수 없다. 극단적으로 말해 사정된 정액 속에 정자가 한 마리도 없을 가능성도 있다.

불임의 원인은 일반적으로 여성과 남성에 각각 40% 정도 있고 나머지 20%는 원인불명인 것으로 알려져 있다. 즉 남성을 검사하지 않고 불임의 원인을 찾는 것은 불가능하기 때문에 아기를 원해 진찰을 받을 때는 남성의 정액 검사는 반드시 병행되어야 한다.

⑥ 불임 치료 전문의에게 검진 받자

일본에는 '불임과'라는 진료과목이 없어 불임 치료는 산부인과에서 한다. 단 주의할 점은 불임 치료가 전문이 아닌 산부인과도 있다는 것이다. 그러니 주치의를 찾을 때는 신중을 기해야 한다. 다음은 불임 치료 전문의인지 아닌지 판단하는 기준이다.

불임 치료 전문병원을 찾는다

종합병원에서는 산부인과 외래와는 별도로 불임외래가 있는 병원을 찾는다. 그리고 실제로 불임 치료를 매일 하는 임상 경험이 풍부한 의사를 찾아야 한다. 다시 말해 불임 치료전문병원·클리닉이어야 한다.

보조생식술 | ART | 의 실적을 체크한다

불임 치료는 하루가 다르게 발전하고 있다. 그렇기 때문에 최첨단 치료법을 시술하는 전문의를 선택하는 것이 좋다.

선택의 기준은 보조생식술 | ART | 의 실적이다. 물론 모든 불임증 부부에게 ART가 필요한 것은 아니다. 의사가 배란 일을 정확히 예측해 성생활을 하도록 하는 타이밍법만으로 임신하는 사람들도 많다. 그러나 ART를 시행하는 시설의 경우에는 일반 불임 치료 | 배란유발, 타이밍법, 인공수정 등 | 에도 ART의 테크닉을 응용해 고도의 치료 서비스를 제공할 수 있다. 체외수정이나 정자직접주입술 등 ART의 성적이 좋은 의료시설과 의사를 찾도록 하자.

배아배양사 정보를 공개하는 병원을 찾는다

배아배양사란 ART를 시행할 때 정자와 난자를 수정시키는 매정ㅣ媒精ㅣ과 수정란의 배양 및 관리를 담당하는 사람들을 말한다. ART의 성적은 배아배양사의 실력에 달려 있다고 해도 과언이 아니므로 배아배양사의 정보를 공개하는 병원을 찾는 것이 좋다. 또한 채취한 난자와 수정란이 보관되는 배양실은 무엇보다 위생이 엄격히 관리되고 환자들의 소중한 수정란이 매우 신중하게 취급돼야 하기 때문에 배양실의 관리상태 등 관련 정보를 공개하는지 여부도 중요하다.

적극적으로 원내 정보를 공개하는 병원을 찾는다

대부분의 병원이 홈페이지를 운영하고 있다. 자체 홈페이지를 통해 검사항목, 치료방침, 치료내용은 물론 근거 있는 데이터를 바탕으로 한 임신 성공률 등 환자에게 도움이 되는 정보를 정확히 공개하는 병원을 찾도록 한다.

검사내용·치료방침을 상세히 설명하는 병원을 찾는다

불임 치료의 첫걸음은 정밀한 검사이다. 적어도 정액 검사나 호르몬 검사를 하지 않는 불임 치료 전문의는 없다. 주치의를 고를 때는 필요한 검사를 빠짐없이 하는 병원인지 여부를 꼼꼼히 살펴야 한다. 그리고 검사 결과에 따라 치료를 받는 사람은 환자 자신이니 검사 결과와 치료내용에 대해 충분히 이해될 때까지 설명해 주는 주치의를 선택하도록 한다. 불임 치료를 받는 부부를 대상으로 '불임 치료 교실'을 여는지 여부도 하나의 기준이 될 수 있다.

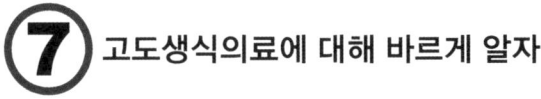

불임 치료는 타이밍법, 인공수정 |AIH| 과 같은 일반 불임 치료를 받고 실패했을 경우 보조생식술 |ART| 를 받게 된다고 생각하는 사람들이 많은데, 원인에 따라서는 처음부터 ART가 필요한 경우도 있다. 기능성 불임 | 원인불명 불임 | 도 ART의 대상이다. 현재 임신을 돕는 리프로덕션 | reproduction, 생식 | 의학은 상당히 앞서 있는데 그 예를 살펴본다.

●10여 년 전까지만 해도 양쪽 난관에 장애가 있는 여성은 임신이 불가능했다. 난관은 정자와 난자가 수정하는 장소이기 때문에 난관에 장애가 있을 경우 수정란이 생길 수 없다. 그러나 지금은 난소에서 난자를 직접 채취해 몸 밖에서 수정시키는 체외수정이 가능해졌기 때문에 수정란을 만들 수 있다.

●불임의 큰 원인이 되는 자궁내막증의 경우 예전에는 배란과 생리를 멈추게 하는 치료로 증상을 완화시킨 다음 임신으로 유도하는 치료법이 주류를 이루었다. 그러나 배란을 멈추게 하면 그동안은 임신이 불가능해지기 때문에 하루라도 빨리 임신을 서둘러야 하는 상황일 경우에는 어려움이 있었다. 지금은 빠른 단계에서 체외수정을 실시할 수 있게 됐다.

●항정자항체라는 것이 여성에게 있으면 배우자의 정자가 체내로 들어왔을 때 면역반응을 일으켜 정자의 움직임을 멈추게 하는 경우

가 있다. 이렇게 되면 정자가 난관까지 가지 못하기 때문에 자연임신은 불가능해진다. 그러나 항정자항체 검사가 가능해지면서 체외수정으로 임신이 가능해졌다.

●남성불임이란 정자부족증｜정자 수가 부족한 증상｜, 정자무력증｜정자의 운동성이 낮은 증상｜, 기형정자증｜정상적인 정자의 수가 적은 증상｜등으로 자연임신이 어려운 것을 말한다. 그러나 지금은 이러한 증상이 있는 경우라도 단 한 마리의 정상 정자를 난자에 주입하는 정자직접주입술로 임신이 가능해졌다.

●최근까지 정액 속에 정자가 전혀 없는 남성은 타인의 정자를 이용한 비배우자간 인공수정｜AID, 남편의 정자를 이용한 배우자간 인공수정은 AIH라 한다｜이외에는 아기를 가질 수 있는 방법이 없었다. 그러나 지금은 완성된 정자의 전 단계인 후기의 정자세포를 채취해 정자직접주입술로 부부의 유전자를 물려받은 아기를 가질 수 있게 됐다.

지금 고도의 생식 의료는 불가능을 가능으로 만들어가고 있다. 하루가 다르게 발전하는 의료의 도움을 적극적으로 받아들이는 자세가 필요하다.

⑧ 난소의 안티에이징에 힘쓰자

난소가 젊고 건강하고 질 좋은 난자만 있으면 그다음은 앞선 생식의료에 맡기면 된다. 난소는 여성이 여성답게 존재하는 데 가장 중요한 역할을 하는 장기이다. 여성의 유방이 부풀어 오르고 체형이 둥글고 부드러운 곡선을 띠면서 남성들처럼 수염이 나거나 목소리가 베이스와 같은 저음이 되지 않는 것은 다 에스트로겐 | 난포호르몬 | 때문이다.

에스트로겐은 여성의 피부에 팽팽함과 윤기를 주고 혈관을 젊게 유지해 주며 뼈를 튼튼하게 해 준다. 여성이 남성보다 장수하는 것도 오로지 에스트로겐만이 할 수 있는 일이다. 그러나 유감스럽게도 난소에는 수명이 있다. 난자는 우리들 몸을 구성하는 약 60조 개의 세포 중에서 가장 큰 세포인데 그 난자를 키우는 난소는 가장 빠른 속도로 노화가 진행되는 장기 중 하나이다.

난소기능은 20대 후반을 지나면서 서서히 노화가 시작되고 34세 경부터 노화 속도가 빨라진다. 그러나 개인차가 큰 것 또한 사실이다. 난소 노화의 원인은 생활습관에 있다. 특히 식습관은 가장 큰 요인 중 하나이다. 왜냐하면 우리들의 몸은 식사에서 섭취하는 영양으로 이루어져 있기 때문이다. 몸은 솔직하다. 몸이 원하는 영양을 적절하게 취할 때 특히 난소는 민감하게 반응한다.

난소기능의 중요성을 인식하고 부디 '난소의 젊음을 지키는 영양', '난소기능을 활성화시키는 영양'을 제대로 섭취할 수 있도록 항상 노력해야 한다.

임신하고 싶을 때
읽는 책

제 2 장

임신의 메커니즘과 불임의 원인

Chapter 1_
아기가 생길 때까지의 메커니즘

제2장 / 임신의 메커니즘과 불임의 원인

Chapter 1_아기가 생길 때까지의 메커니즘

"결혼하면 아기는 금방 생기는 줄 알았어요."

불임인지 알아보기 위해 우리 클리닉을 찾는 대부분의 여성이 이렇게 말한다. 물론 아기를 원하는 부부의 대부분은 1~2년 이내에 임신하는 경우가 많다. 그러나 쉽게 생기지 않는 부부도 있다. 왜 그런 것일까? 이는 부부 중 한쪽, 또는 부부 양쪽에 임신하기 어려운 원인이 숨어 있기 때문이다. 임신이 잘 안 되는 원인을 찾기 전에 먼저 새로운 생명이 싹트는 메커니즘에 대해 살펴보자.

생식의학이 진보를 거듭하면서 복잡하고 정교한 과정을 거쳐 임신에 이른다는 사실이 밝혀졌다. 여성의 몸속에서는 다양한 드라마가 펼쳐지고 있었던 것이다.

① 임신의 메커니즘

♥장면 I 난자와 정자

새로운 생명 탄생의 드라마는 여성의 체내에서 난자가 성숙하고 남성 체내에서 건강한 정자가 만들어지는 장면부터 시작된다. 난자는 여성의 난소에서 배란되는 생식세포이다. 성인의 몸은 약 60조 개, 270종류의 세포로 이루어져 있다. 이 가운데 난자는 세포 중 가장 크고 나중에 아기가 됐을 때 몸을 구성하는 다양한 장기와 기관이 되는 바탕을 가지고 있는 것으로 알려져 있다. 난자는 새로운 생명의 원천이라 할 수 있다.

정자는 정소에서 만들어지는 생식세포이며 난자에 수정되는 정자는 단 한 마리뿐이다. 한 번의 사정으로 수천~수억 마리의 정자가 여성의 질 내로 들어가게 되지만, 난자가 기다리는 난관에 도착하는 정자는 고작 사정되는 정자의 만분의 일인 수십 마리에서 수백 마리뿐이다. 올챙이와 비슷한 형태를 하고 있는 정자는 질에서 자궁을 통과해 자궁 안쪽에 있는 가는 난관으로 헤엄치듯 이동한다. 이때 0.03mm의 정자가 이동하는 약 17cm라는 거리는 정자에게는 과혹한 레이스이지만 여기서 살아남은 정자만이 난자 가까이에 접근할 수 있다.

♥ *장면 2 수정*

수정은 난자와 정자라는 다른 세포가 서로 융합해 수정란이라는 새로운 세포로 변화하는 현상이다. 난소에서 배란된 난자는 난관채에 의해 난관 속으로 들어간 다음 수정이 이루어지는 난관팽대부로 운반된다. 난자의 표면은 투명한 젤리 타입의 투명대로 둘러싸여 있다. 안은 세포질과 핵으로 되어 있다. 핵에는 어머니의 유전자 정보를 아기에게 전달하는 염색체가 있다. 난자는 정자를 유인하듯 천천히 회전하는 것으로 알려져 있다. 필자는 이를 '무희-난자의 춤'이라 이름 지었다. 난자가 춤출 때 투명대는 마치 빙상 위의 피겨스케이트 선수가 몸에 두른 화려한 의상처럼 우아하게 움직이지 않을까?

정자는 두부, 중간부, 미부로 나뉘는데 두부의 끝부분에서 첨체반응 | 尖體反應 | 을 정상적으로 일으키면 난자의 투명대를 통과해 세포 표면에 구멍을 뚫게 된다. 이대로 세포질에 도착해 난자와 정자의 핵이 서로 융합되면 | 두 개의 세포가 하나가 되는 것 | 수정이 이루어진다. 물론 정자는 아버지의 유전자 정보가 담긴 염색체를 가지고 있다.

수정은 어머니와 아버지의 유전자 정보가 서로 섞이면서 새로운 생명체가 첫 울음소리를 내는 순간이기도 한 것이다. 그리고 수정란도 화려한 움직임으로 회전하는 것으로 알려져 있다. 정자라는 반려자를 얻은 기쁨과 새로운 생명체가 됐다는 환희의 춤이라 할 수 있을 것이다.

임신의 메커니즘

장면1 난자와 정자

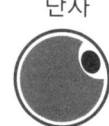
난자

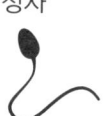
정자

장면2 수 정

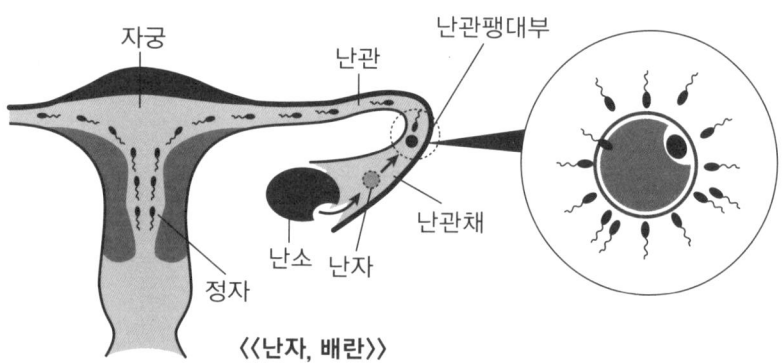

《난자, 배란》

장면3 착 상

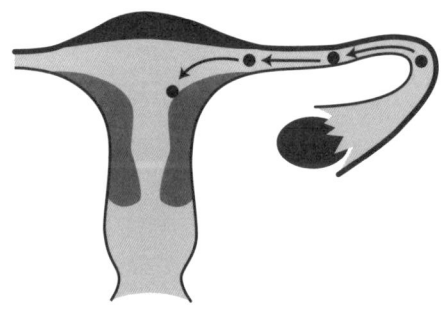

♥ **장면 3 착상**

수정란은 2세포기, 4세포기, 8세포기 등 세포분열을 반복하면서 난관에서 자궁으로 이동하는데 도착까지는 4~5일이 걸린다. 이 동안 자궁내막은 수정란을 받아들이기 위한 준비로 마치 푹신푹신한 침대처럼 부드럽고 두터워진다. 자궁에 도착한 수정란은 자궁내막의 표면을 녹이고 파고 들어가 서서히 뿌리를 내리는데 이것이 착상이다. 수정란이 자궁내막에 확실하게 착상되면 임신이 되는 것이다.

② 임신 성립의 조건

임신을 위해서는 여성과 남성 모두에게 몇 가지 절대 필요조건이 있다. 조금 더 자세히 살펴보자.

♥ **여성 쪽 임신 성립의 조건**

임신의 성립조건은 간단히 말하면 여성의 경우는 생식에 관련된 성기의 형태와 구조가 정상이어야 하고 그것이 정상적으로 기능해야 한다는 것이다. 생식에 관련된 여성의 성기는 몸속에 있기 때문에 내성기라 부르며, 질, 자궁, 난관, 난소 등 4개 기관이 그것이다. 그런데 질의 구조나 기능이 불임의 원인이 되는 경우는 거의 없기 때문에 여기서는 생략한다.

그리고 임신이 성립되는 과정에는 다양한 성호르몬이 작용한다. 생소한 호르몬의 이름이 많지만 중요한 지식이니 반드시 숙지해 두어야 한다.

【배란인자】

▶난소에서 난자가 성숙한다

난소에서 잠들어 있던 원시난포는 뇌에서 분비되어 난소를 자극하는 호르몬에 의해 잠에서 깨어나 수정능력이 있는 성숙한 난자로 성장한다. 이 과정까지 주로 활동하는 성호르몬은 시상하부에서 분비되어 뇌하수체를 자극하는 GnRH|성선자극호르몬분비호르몬|, 뇌하수체에서 분비되어 난소를 자극하는 FSH|난포자극호르몬|, FSH의 자극에 반응하여 난소에서 분비되는 에스트로겐|난포호르몬|이다.

▶난소에서 난자가 배란된다

난자가 성숙되면 배란을 명령하는 호르몬이 나온다. 이 호르몬의 명령에 따라 난소의 얇은 껍질을 깨고 난자가 밖으로 튕겨 나오는데 이것이 배란이다. 이 과정에서 주로 활동하는 호르몬은 뇌하수체에서 분비되는 LH|황체형성호르몬|와 거기에 자극받아 난소에서 분비되는 프로게스테론|황체호르몬|이다. 이렇게 배란은 생소하지만 다양한 성호르몬이 충분히 분비되고 또 그 호르몬들이 서로 영향을 주고받으면서 일어난다. 임신의 가장 중요한 전제조건은 배란이고 그 다음으로 중요한 조건은 호르몬의 상태이다.

【난관인자】

▶난관채가 난자를 낚아챈다

배란된 난자를 난관 끝에 있는 난관채가 낚아채 난관 속으로 넣는다. 한쪽 손은 주먹을 쥐고 다른 한 손은 손가락을 편 상태에서 주먹을 가볍게 감싸 보자. 주먹이 난소이고 가볍게 감싼 것이 난관채이고 펼친 손가락이 난관채의 하늘하늘한 부분이다. 난관채는 이렇게 난소를 감싸서 배란된 난자를 바로 낚아챈다. 배란된 귀중한 난자를 놓치지 않기 위해서는 난관채의 하늘하늘한 부분이 자유롭게 열렸다 닫혔다 해야 하고 낚아채는 능력 또한 정상이어야 한다는 점이 중요하다.

▶난관이 뚫려 있다

난관은 난자와 정자가 만나 수정하는 중요한 장소이다. 난소에서 가장 가깝고 넓은 곳이 바로 난관팽대부인데 정자가 여기까지 헤엄쳐 와 난자를 기다렸다가 수정된다. 그리고 수정란은 난관에서 분비되는 영양을 받아 성장하면서 자궁에 도착해 자궁내막에 착상된다.

난관은 두꺼운 부분이 연필심 정도이고 좁은 곳은 바늘 굵기 정도밖에 되지 않는 가는 관이다. 정자와 난자, 그리고 수정란이 지나갈 수 있도록 너무 좁거나 막힌 부분이 없어야 한다.

▶난관이 수정란에 영양을 준다

난관에서 수정된 수정란은 발육하면서 자궁으로 이동한다. 수정란을 발육시키는 것은 수정란이 가진 힘 | 에너지 | 과 난관에서 분비되는 영양성분이다. 이 난관액은 난소에서 분비되는 호르몬 | 에스트로겐, 프로게스테론 | 의 질과 양에 좌우되는 것으로 알려져 있다.

【자궁인자】

▶모양이 정상

자궁의 모양은 흔히 서양배에 비유되곤 한다. 서양배를 거꾸로 한 모습을 떠올려 보자. 밑의 가는 부분이 질로 이어지는 자궁경부이다. 위의 부푼 부분이 자궁체부이다. 좀 더 정확히 말하면 아래 3분의 1 부분은 자궁경부이고 위쪽 3분의 2부분은 자궁체부이다.

자궁경부 안쪽은 자궁경관이라는 관으로 되어 있다. 여기서 분비되는 액을 자궁경관점액이라고 한다. 그리고 자궁체부는 튼튼한 근층 | 근육층 | 으로 되어 있고 안쪽은 생리리듬에 따라 증식과 박리를 반복하는 자궁내막이다. 수정란은 이 자궁내막에 착상한다. 자궁의 모양이 정상이고 기형이 없어야 한다는 것과 근층이나 자궁내막의 모양을 변형시키는 원인이 되는 자궁근종 등이 없어야 한다는 것이 중요한 조건이 된다.

▶경관점액의 성정이 좋다

여성의 질은 다양한 세균감염으로부터 자신을 지키기 위해 높은 산성도를 유지하고 있다. 그런데 정자는 산성에 약하기 때문에 배란기가 되면 자궁경관에서 정자에 유리한 경관점액이 많이 분비된다. 정자가 통과하기 좋도록 경관점액을 분비해 가능한 많은 정자가 난관에 도착하도록 함으로써 임신이 잘 되게 하는 것이다. 이런 경관점액의 변화는 난소에서 분비되는 에스트로겐과 관련이 있다.

▶항정자항체가 없다

정자는 여성의 몸에는 없는 것 | 이물이라 함 | 이기 때문에 알레르기 반응을 일으키는 경우가 있다. 배우자의 정자가 알레르기원 | 알레르

기 반응을 일으키는 원인물질ㅣ이 되면 알레르기 반응을 일으키고 정자에 대한 항체ㅣ면역물질ㅣ를 만들어 정자가 움직일 수 없게 된다. 이것이 항정자항체이며 항정자항체의 대부분은 자궁경부에 생긴다.

▶자궁내막이 수정란을 받아드릴 채비를 한다

수정란이 생기면 자궁내막은 두꺼워지면서 수정란이 뿌리내리기 쉽도록 착상준비를 시작한다. 착상준비는 프로게스테론이 한다. 이 호르몬은 배란 후 난소에 생기는 황체가 분비한다. 수정란이 스스로 만드는 호르몬ㅣhCG/인간 융모성 고나도트로핀ㅣ도 열심히 활동한다. 이렇게 임신에는 다양한 호르몬이 관여한다.

♥남성 쪽 임신 성립의 조건

남성에게 필요한 임신의 조건은 삽입과 사정이라는 성행위가 가능해야 한다는 것과 사정한 정액 속에 형태가 정상이고 운동능력이 높은 정자가 일정 수 존재해야 한다는 것이다. 그러나 남성의 경우 극단적으로 말하면 정자가 난자에 수정되어 유전자 정보를 수정란에 전해주기만 하면 된다. 여성처럼 임신과 출산을 하지 않기 때문에 남성에게 필요한 임신의 조건은 성행위와 조정기능ㅣ정자를 만드는 힘ㅣ등 두 가지로 매우 간단하다.

남성 생식기의 형태와 기능이 정상

남성의 생식기는 외성기와 내성기로 나뉜다. 삽입과 사정이라는 성행위에서 빼놓을 수 없는 것이 외성기ㅣ음경=페니스ㅣ이다.

내성기에는 정소, 정소상체, 정관, 전립선, 정낭, 쿠퍼선이 있다. 정자는 정소에서 만들어져 정소상체에 모였다가 정관으로 이동되는데 중간에 전립선, 정낭, 쿠퍼선의 분비액ㅣ이것이 정액ㅣ과 혼합된 상태로 배출된다.

성행위가 가능하다

여성의 질 내로 페니스를 삽입하는 성행위와 정액 사정이 임신을 위한 중요한 조건이다.

조정기능이 정상

정상적인 형태의 정자가 일정 수 이상 있고 그 정자들이 난관까지 도착할 수 있는 운동성을 가지고 있으면 난자에 도착하는 정자의 수가 많아지기 때문에 임신이 잘 된다. 정자를 만드는 기능을 조정기능이라고 하는데 정상적인 조정기능은 임신을 위한 가장 큰 조건이 된다. 정자는 매일 정소에서 만들어지며 조정기능에는 뇌ㅣ시상하부, 뇌하수체ㅣ와 정소에서 분비되는 성호르몬이 깊이 관여한다. 특히 테스토스테론ㅣ정소에서 분비되는 남성 호르몬의 일종ㅣ의 분비량이 정상이어야 한다.

임신성립의 조건

수정까지의 '정자'의 조건

1) 수천~수억 마리의 정자가 여성의 질 내로 사정된다
2) 정자가 자궁 입구(자궁경부)에서 자궁 안으로 진입한다
3) 자궁으로 들어간 정자가 난관(좌우) 입구에서 난관 내로 진입한다
4) 정자가 난관 내에서 배 쪽 출구까지 이동해 난소에서 나오는 난자를 기다린다

수정까지의 '난자'의 조건

1) 뇌에서 분비되는 호르몬이 난소로 충분히 들어가 난포(난자)를 발육시킨다
2) 뇌와 난소에서 분비되는 호르몬이 충분해 난포가 성숙된다(보통은 생리 1주기에 한 개의 난포가 완전히 성숙한다)
3) 난소에서 성숙한 난자가 나오고 남겨진 난포가 황체로 변한다
4) 난자를 난관(난관채)이 낚아채 수정이 이루어지는 난관팽대부로 운반한다

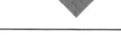

수정에서 착상까지의 조건

1) 정자의 난자 내 진입(수정의 성립)
2) 수정란의 분할(배아 형성)
3) 배아의 자궁 내 이동
4) 배아가 착상될 수 있도록 자궁내막이 충분히 두터워짐
5) 배아가 자궁내막에 착상(임신의 성립)

제2장. 임신의 메커니즘과 불임의 원인

| 칼 럼 | 임신의 성립과 호르몬의 기능

성호르몬의 역할은 난소에서 난자가 배란되도록 하는 것 외에도 다양하다. 경관점액을 정자에 유리하게 변화시키고 자궁내막에 수정란이 착상되기 쉽도록 두껍게 만들고 착상된 수정란이 내막에서 떨어지지 않도록 힘을 빌려주는 것도 성호르몬의 역할이다.

성호르몬의 큰 흐름부터 이해하자

간뇌의 시상하부에서 분비되는 GnRH는 간뇌의 뇌하수체를 자극해 FSH를 분비시킨다. FSH는 난소를 자극해 에스트로겐을 분비시킴으로써 원시난포 | 난포는 난자를 싸고 있는 주머니 | 를 발육시킨다. 원시난포가 커지면 안에 있는 난자도 자란다. 배란될 정도로 난포가 커지면 '이제 충분히 자랐다'는 연락이 뇌하수체에 전달되고 이번에는 LH가 분비되기 시작한다. LH의 양이 급격히 늘다 일정량에 달하면 배란이 일어난다. | 배란을 일으키기에 충분한 LH량을 'LH서지'라 한다 |

난자가 빠져나간 난포는 황체로 변하는데 여기서 프로게스테론이 분비된다. 프로게스테론은 수정란이 왔을 때 착상하기 쉽도록 자궁내막을 두껍고 부드럽게 만들고 착상한 수정란이 확실히 뿌리내릴 수 있도록 돕는다. 중요한 것은 이들 호르몬이 서로 영향을 미치고 있다는 것이다. 호르몬의 흐름을 보면 '시상하부→뇌하수체→난소'처럼 위에서 아래로 흐르는 일방적인 흐름 같지만 사실 밑에서 위로 전달되는 정보도 중요한 역할을 한다. 예를 들어 뇌하수체는 난소에서 전달되는 '에스트로겐은 풍부하다' 또는 '에스트로겐이 부족하다'라는 등의 정보에 따라 FSH의 양을 조절한다. 그리고 난소에서 '난자가 커졌다'는 정보가 전달되면 뇌하수체는 한 번에 LH를 분비하기 시작한다. 이처럼 난소에서 뇌하수체나 시상하부로 전달되는 호르몬 정보를 '피드백'이라고 한다.

✱ ✱ 시상하부-뇌하수체-난소계의 피드백 기관 ✱ ✱

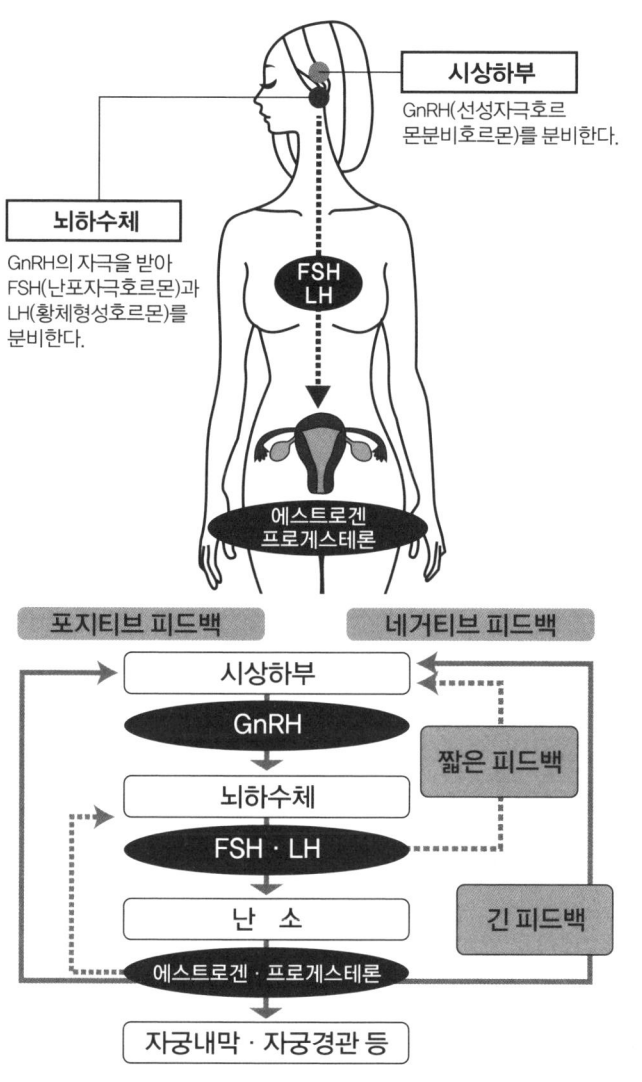

제2장. 임신의 메커니즘과 불임의 원인

【호르몬의 이름과 기능】

★GnRH(성선자극호르몬분비호르몬)

간뇌에 있는 시상하부에서 분비되는 호르몬. GnRH의 Gn은 고나도트로핀ㅣgonadotropin, 성선자극호르몬ㅣ, RH는 릴리싱 호르몬ㅣreleasing hormone, 분비호르몬ㅣ의 약자이다. 다시 말해 성선자극호르몬을 분비하는 호르몬이라는 뜻이다. 성선자극호르몬에는 FSHㅣ난포자극호르몬ㅣ과 LHㅣ황체형성호르몬ㅣ이 있다. GnRH는 뇌하수체에 작용해 FSH 또는 LH를 분비시키는 호르몬이다.

★FSH(난포자극호르몬)

간뇌에 있는 뇌하수체에서 분비되는 성선자극호르몬의 일종. 난소를 자극해 난포ㅣ난자ㅣ를 발육시킨다.

★LH(황체형성호르몬)

간뇌하수체에서 분비되는 성선자극호르몬의 일종. 난소에 작용해 발육된 난포를 파열시켜 안에 있는 난자가 배란되도록 하는 작용을 한다. 황체화호르몬이라고도 한다.

★에스트로겐(난포호르몬)

난소에서 분비되는 여성호르몬의 일종으로 생리 주기의 전반, 저온기에 분비량이 많아진다. 난포ㅣ난자ㅣ를 발육시키고 자궁내막을 증식시키며 경관점액을 분비시키는 등의 작용을 한다.

★프로게스테론(황체호르몬)

난소에서 분비되는 여성호르몬의 일종으로 생리 주기 후반, 배란 후 고온기에 분비량이 많아진다. 에스트로겐의 작용으로 증식된 자궁내막을 더욱 부드럽고 두껍게 만든다. 배란 후 기초체온이 높아지는 것도 프로게스테론 때문이다. 에스트로겐과 프로게스테론은 여성호르몬 또는 난소호르몬이라고도 한다.

★PRL(프로락틴)

간뇌하수체에서 분비되는 호르몬의 일종으로 유즙을 만드는 작용을 한다. 프로락틴에는 배란을 억제하는 작용이 있기 때문에 프로락틴이 과잉 분비되면 배란장애의 원인이 된다. | 고프로락틴혈증 |

★테스토스테론

남성호르몬의 일종. 정소에서 분비되며 정자를 만드는 중요한 기능을 한다. 테스토스테론은 여성의 체내에서도 분비가 되는데 양이 너무 많으면 배란장애의 원인이 된다. 다낭포성난소증후군 | PCOS |은 테스토스테론의 분비량이 많은 것이 특징이다.

Chapter 2_
불임의 원인

제2장 / 임신의 메커니즘과 불임의 원인

Chapter 2_불임의 원인

지금까지 설명한 임신성립에 필요한 조건이나 프로세스 중 어딘가에 장애가 생기면 불임이 될 수 있다. ㅣ괄호 안은 주요 치료법과 설명이 있는 페이지임ㅣ

① 여성 쪽의 주된 원인

♠**배란장애** ㅣ배란유발치료/159페이지ㅣ

【호르몬 인자】

배란이 잘 되지 않는 원인의 대부분은 성호르몬 분비가 충분하지 않고 상호 연동이 잘 되지 않는 경우이다. 난소, 뇌하수체, 시상하부 중 어디에 원인이 있느냐에 따라 증상의 정도가 달라지는데, 난소보다 뇌하수체나 시상하부에 원인이 있을 경우가 더 심각하다. ㅣ무배란주기나 심할 경우 무월경이 되는 경우도 있다ㅣ 물론 치료법은 배란장애의 원인이 어디에 있느냐에 따라 달라진다.

고프로락틴혈증 ㅣ프로락틴의 분비를 억제하는 약물치료/162페이지ㅣ

프로락틴은 유즙분비호르몬으로 간뇌에 있는 뇌하수체에서 분비된다. 보통 이 호르몬은 산후 수유기에 젖을 만들기 위해 분비되는데, 수유기가 아닐 때 프로락틴이 과잉 분비되는 것을 고프로락틴혈증이라고 한다. 프로락틴에는 배란을 억제하는 작용이 있어 분비량이 많으면 배란장애가 될 수 있다. 드물게 뇌하수체에 생긴 프로락틴종이 원인일 때가 있지만 대부분은 특별한 원인을 찾기 어렵다. 종양이라고 하면 겁부터 덜컥 내기 쉬운데 이 종양은 양성 종양이다.

다낭포성난소증후군(PCOS) | 배란유발치료/162페이지 |

다낭포성난소증후군은 테스토스테론 | 남성호르몬 | 의 분비량이 많은 것이 원인이다. 여성의 체내에서는 여성호르몬뿐만 아니라 남성호르몬도 분비되는데 남성호르몬이 과잉 분비되면 문제가 된다. 여성의 체내에서 남성호르몬이 과잉 분비되면 난소표면이 딱딱해지면서 배란을 할 수 없는 미성숙 난포가 여러 개 자라 수정능력이 있는 성숙한 난자가 배란되지 못한다. 배란되지 않은 채 황체로 변해 버리는 파열되지 않은 난포의 황체화 | LUF | 도 생기기 쉽다.

파열되지 않은 난포의 황체화(LUF) | 배란유발치료/162페이지 |

이름에서 알 수 있듯 다 자란 난포가 파열되지 못한 채 | 배란되지 않은 채 | 황체화 | 황체로 변하는 것 | 되는 것을 말한다. 황체가 되면 기초체온표는 고온기가 있는 이상성이 되기 때문에 실제로는 무배란인데도 배란이 된 것처럼 보인다.

황체기능부전 | 황체호르몬보충요법/162페이지 |

배란이 되면 난포는 황체를 형성해 프로게스테론을 분비함으로써 자궁내막에 수정란이 착상될 수 있도록 준비한다. 그러나 황체가 충분히 형성되지 않는 황체기능부전 | 부전이란 기능이 충분하지 않음을 말한다 | 의 경우 프로게스테론의 양이 충분하지 않아 수정란이 잘 착상되지 않기 때문에 불임으로 이어질 수 있다. 황체기능부전은 호르몬의 불균형과 관계가 깊으며 난포가 충분히 성숙되지 못하는 고프로락틴

혈증 환자나 다낭포성난소증후군 환자들에게서 많이 나타난다.

♠ 난관의 이상

난관의 통과장애 | 체외수정/169페이지 |

앞에서 기술했지만 난관은 굵은 부분이 연필심 정도이고 좁은 부분은 바늘 굵기밖에 되지 않는 가는 관이다. 이 가는 난관이 더 좁아지면 정자는 난자가 있는 곳까지 가지 못하고 설사 가는 난관을 어렵게 통과해 정자가 난자에 수정이 됐다 하더라도 수정란이 자궁으로 들어가지 못한다 | 난관협착 |. 물론 완전히 막힌 부분이 있으면 불임이 된다 | 난관폐쇄 |.

난관이 주위의 장기와 유착되어 있는 경우도 난관협착이나 폐쇄의 원인이 된다. 자궁내막증, 클라미디아감염증, 충수염 수술 등이 원인이다.

난관채의 장애 | 체외수정/169페이지 |

성숙한 난자가 배란돼도 난관채가 제대로 낚아채지 못하면 난자는 난관 안으로 들어갈 수 없다. 이런 난관채 장애가 최근 원인불명 불임의 약 70%에 포함된다는 지적이 나오고 있다. 자궁내막증이나 클라미디아감염증이 원인 경우도 있지만 특별한 원인이 밝혀지지 않는 경우도 있다.

♠ 자궁의 이상

자궁기형 | 필요에 따라 수술요법/164페이지 |

 선천성 쌍각자궁 | 자궁 위쪽 중앙이 잘록해져 좌우가 각처럼 생긴 자궁 | 처럼 자궁의 형태가 정상이 아닌 사람들이 있다. 착상이 잘 안 돼 불임이 되거나 착상이 돼도 유산되기 쉽다.

자궁근종 | 필요에 따라 수술요법/164페이지 |

 자궁근종은 자궁근층에 생기는 양성 종양 | 멍울 | 이다. 양성이기는 하나 생기는 장소나 크기, 종양의 수에 따라 수정란의 착상이 어려워질 수 있어 불임이나 유산이 될 수 있다. 그러나 근종이 불임의 결정적인 원인이 되는 경우는 그다지 많지 않다.

자궁내막증 | 내시경수술/164페이지, 체외수정/169페이지 |

 자궁내막증은 자궁내막과 같은 작용을 하는 조직이 자궁내막이 아닌 다른 곳에 생기는 병이다. 자궁근층, 난소, 난관, 자궁과 직장 사이 등에 생겨 생리 주기에 따라 자궁내막처럼 증식과 박리를 반복한다. 특히 난소에 생긴 내막증을 초콜릿낭포 | 초콜릿색으로 변한 혈액이 찬 주머니가 생기는 증상 | 라 하며, 자궁근층에 생기는 내막증을 자궁선근증 | 근육 주름 속에 점점이 혈액 덩어리가 생기는 증상 | 이라고 한다.

 보통 자궁내막은 두껍게 증식했다가 박리 되어 월경혈로 나오게 되는데, 다른 곳에 생긴 조직은 나올 수 없기 때문에 혈액이 든 주머니의 형태가 되며 생리가 올 때마다 조금씩 커진다. 그리고 혈액이 풀과 같은 역할을 해 난관이 자궁에 유착되는 경우도 있다. 난관은 유착

되면 좁아지거나 폐쇄되기 때문에 난자와 정자, 수정란이 통과하기 어려워져 불임이 될 수 있다. 그리고 자궁근층에 생기는 선근증은 착상장애를 일으킬 수 있다. 내막증의 확실한 원인은 밝혀지지 않았지만 '자궁내막의 다른 곳으로 옮겨다니는 성질'이 원인이라는 지적도 있다. 20대에 내막증에 걸리는 사람도 있는데 불임의 원인이 되는 병 중에서도 무거운 병에 속한다.

♠ 경관점액의 이상

경관점액부전 | 호르몬요법 외/165페이지 |

경관점액의 분비량이 충분하지 않거나 경관점액이 정자에 불리한 상태를 말한다.

주된 원인은 난소에서 분비되는 에스트로겐의 분비량이 불충분한 것인데 클라미디아감염증 등과 같은 감염이 원인인 경우도 있다.

항정자항체 | 체외수정/165페이지 |

여성에게 배우자의 정자에 대한 항체가 생기면 정자는 움직이지 못하게 된다. 이를 부동화라고 하는데 이렇게 되면 정자는 자궁 안으로 진입할 수 없기 때문에 불임의 원인이 된다.

❷ 남성 쪽의 주된 원인

♠ 조정기능장애 | 인공수정/168페이지, 정자직접주입술/171페이지 |

정자가 난자에 수정되기 위해서는 정상적인 형태의 정자가 일정 수 이상 있어야 하고, 난자를 기다리는 난관까지 헤엄쳐 갈 수 있는 운동성이 있어야 한다는 것이 가장 중요한 조건이다. 정자를 만드는 힘을 조정기능이라고 하는데 남성불임의 대부분은 조정기능장애가 원인이다. 정자 수가 적은 상태를 정자부족증이라 하고 정자의 운동성이 약한 상태를 정자무력증이라 하며, 정상적인 형태의 정자가 적고 기형정자가 많은 상태를 기형정자증이라고 한다. 그리고 정자가 전혀 없는 경우를 무정자증이라고 한다.

정자는 매일 정소에서 만들어진다. 남성도 여성과 마찬가지로 시상하부→뇌하수체→정소에서 분비되는 호르몬이 함께 작용하는데, 특히 정소에서 분비되는 테스토스테론이라는 남성호르몬이 깊이 관여한다. 그러나 호르몬 이상이 원인인 경우보다 확실한 원인이 없는 특발성조정기능장애가 많다.

조정기능을 좌우하는 호르몬의 분비량은 여성과 마찬가지로 정신적인 스트레스도 관련이 있다. 그리고 다양한 환경호르몬 때문에 정자의 기형률이 상승하고 있는 것으로 보고되고 있다. 흡연, 알코올 등과 같은 기호품도 관계가 있다.

♠ ED(발기부전) | 비아그라 등을 이용한 약물요법 |

과로나 정신적인 스트레스가 ED의 원인이 되는 경우가 많다. 그리고 고프로락틴혈증은 남성에게도 나타나는데 이는 ED의 원인이 될 수 있다.

♠ 정색정맥류와 정관수송장애 | 필요에 따라 수술요법 |

이 밖의 남성불임의 원인으로는 정색정맥류와 정자수송을 담당하는 정관의 협착과 폐쇄 등이 있다. 정색정맥류는 음낭 | 정소를 싸고 있는 주머니 | 에 있는 정맥의 혈액순환이 좋지 않아 조정기능장애를 일으키는 증상을 말한다.

불임의 원인

임신과정 중에서 장애가 생겨 불임이 될 수 있는 주된 원인은 다음과 같다.

❶ 배란장애
난소 내에서 난포가 충분히 자라지 않거나 난포가 파열되지 않아 난자가 나올 수 없는 경우

❷ 남성인자
운동성이 높은 정상정자수의 부족과 같은 정자자체의 문제나 성교장애

❸ 난관의 이상
'난관이 좁다', '막혀 있다', '난관채가 난자를 낚아챌 수 없다' 등의 이유로 정자와 난자가 만날 수 없는 경우

❹ 자궁경관 점액의 이상
자궁경관점액부전으로 정자의 자궁 내 진입이 어려운 경우

❺ 면역성 불임
정자의 운동성, 수정능력, 정자와 난자의 융합 또는 난자의 발육에 장애가 생기는 경우

❻ 수정장애
정자 또는 난자의 수정 능력이 부족해 수정이 되지 않는 경우

❼ 착상장애
배아(수정란이 발육된 아기의 씨앗)가 자궁내막에 착상되지 않는 경우

*이 외에 일반불임검사에서 이상이 인정되지 않는 경우가 약 20%인데 이를 기능성 불임이라 한다.

칼 럼 급증하는 클라미디아감염증

　불임의 원인 중에서 최근 크게 주목받고 있는 것이 클라미디아감염증이다. 클라미디아감염증은 상행성 감염이기 때문에 처음에 질 내로 감염됐다가 시간이 지나면서 자궁경관과 자궁강을 거쳐 난관까지 감염이 확산된다. 클라미디아는 그물코 형태로 번식하기 때문에 난관이 막혀 버리거나 난관 내에 물이 차는 난관수종이 생겨 불임을 일으킬 수 있다.

　특히 여성의 경우 감염이 돼도 확실한 자각증상이 거의 없기 때문에 자신이 감염됐는지 모르는 사람들이 많다. 이때문에 앞으로 클라미디아감염증에 의한 불임이 늘어날 것으로 우려되고 있다. 그리고 자궁경관점막검사에서 음성으로 나와도 실제로는 몸 어딘가에 남아 만성골반내감염증을 일으키면 불임이나 유산의 원인이 될 수 있다.

　클라미디아감염증은 몸에 감염소가 있는지 여부를 알기 어렵기 때문에 항생물질로 치료해도 쉽게 개선되지 않는 경우도 있다. 조기발견과 조기치료가 중요하지만 여성에게는 증상다운 증상이 나타나지 않기 때문에 배우자의 증상을 참고로 할 수밖에 없다.

　남성의 경우는 요도염ㅣ배뇨통, 요도가려움증과 위화감ㅣ의 증상이 나타난다. 배우자에게 요도염 증상이 보이면 바로 부인과에서 검진을 받아 감염부위가 넓어지기 전에 치료를 받아야 한다.

　클라미디아감염증은 10대나 20대의 젊은 세대를 중심으로 급증하고 있다. 만약 배우자인 남성에게서 요도염 증상이 나타나면 여성은 바로 검사를 받아야 한다. 또한 성감염증ㅣSTDㅣ이기 때문에 남녀가 동시에 치료를 받는 것이 중요하다. 한쪽만 치료하면 번갈아 가면서 서로 감염시키는 '핑퐁감염'을 일으키게 되므로 주의해야 한다.

칼 럼 원인불명 불임

　남녀 모두 확실한 불임의 원인이 밝혀지지 않는 경우를 원인불명 불임이라고 하는데, 현재 불임부부 10쌍 중 2쌍이 이 원인불명불임으로 고민하고 있다. │기능성불임이라고도 한다│ 그러나 앞으로 더욱 정밀한 검사방법이 나오게 되면 원인이 밝혀질 것이다. 예를 들어 항정자항체나 난관채가 난자를 낚아채지 못하는 장애는 최근까지 원인불명이었으나, 현재는 그 원인이 밝혀져 이 두 경우 모두 체외수정으로 임신이 가능해졌다. 그리고 체외수정기술이 발달함에 따라 난자와 정자의 수정력이나 수정의 구조가 서서히 밝혀지고 있다.

　지금까지 원인불명이었던 기능성불임의 대부분은 난자를 낚아채지 못하는 장애와 정자와 난자의 수정장애가 원인인 것으로 밝혀졌다. 이처럼 원인 규명이 진행되면 치료법도 더욱 진보할 것이다.

임신하고 싶을 때
읽는 책

제 3 장

난소의 안티에이징 생활법으로
임신하기 좋은 몸 만들기

Chapter 1_
임신하기 좋은 몸 만드는 생활습관

제3장 / 난소의 안티에이징 생활법으로 임신하기 좋은 몸 만들기

Chapter 1_ 임신하기 좋은 몸 만드는 생활습관

우리 클리닉에서 자신의 난자와 배우자의 정자로 체외수정에 성공해 임신과 출산을 경험한 사람 중 최고령자는 만 45세였다. 난자는 난소 | ovary | 에서 자란다. 난소에서 질 좋은 난자만 자랄 수 있다면 40대에도 임신은 꿈이 아니다. 이때 중요한 것은 난소의 안티에이징이다. 의학의 힘을 빌어 난소의 젊음을 되돌리는 시도는 물론이고 난소가 노화되지 않도록 하는 '오버리 안티에이징'을 실천해 보자.

생체기능을 노화시키는 큰 요인은 활성산소의 과잉발산이다. 그리고 좋은 음식과 충분한 수면, 적당한 운동 등 규칙적인 생활습관이 노화를 억제한다.

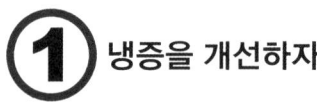
냉증을 개선하자

♥체온이 0.2~0.3도만 올라가도 임신율이 높아진다

냉증은 다양한 증상을 동반한다

서양의학에서는 '냉증'이라는 진단명은 없고, 동양의학에서는 혈액의 흐름이 좋지 않아 말초혈관까지 혈액이 잘 전달되지 않는 상태를 가리킨다. 손발이 항상 차고 이불 속에 들어가도 발이 차서 잠을 깊이 자지 못하는 사람들이 많다. 손발뿐 아니라 허리가 냉하거나 배를 만지면 차가운 사람도 있다. 이런 냉한 느낌뿐 아니라 '쉽게 피로를 느낀다', '어깨 결림이 심하다', '배뇨횟수가 잦다 | 빈뇨 |', '쉽게 설

사한다' 등 다양한 증상이 동반된다. 그리고 생리통이나 생리 전 긴장증 증상도 강하게 나타나기 쉽다.

냉증은 난소기능을 저하시킨다

　불임여성의 대부분은 냉증을 앓고 있다. 혈액순환이 나쁘면 난소에 산소나 영양이 충분히 전달되지 않아 난소기능 저하를 초래하기 때문이다. 난소가 제대로 기능하기 위해서는 충분한 영양이 전달되어야 한다. 그래서 매일 식사에서 섭취하는 영양이 중요한데, 위장의 소화활동을 컨트롤하는 소화효소를 비롯해 대사, 면역기능에 커다란 역할을 하는 체내효소ㅣ바디 엔자임ㅣ는 37도 전후에서 가장 잘 활동한다.

　냉증환자의 기초체온표를 보면 전체적으로 체온이 낮고 저온기에는 35도대에 머무는 사람도 드물지 않다. 저온기 상태가 지속되면 아무리 균형 잡힌 식사를 해도 영양의 대부분이 체내에서 제대로 활용되지 못한다. 몸속 체온ㅣ심부온도ㅣ을 측정하는 의료기기가 있는데 심부온도를 보면 체내의 혈액순환 상태를 알 수 있다. 심부온도가 낮으면 혈액순환이 나쁜 것이고 높으면 혈액순환이 좋은 것이다. 자궁 안은 37도 정도이다. 수정란을 보전하는 배양기도 37도에 맞춰져 있다. 자궁이나 난소의 혈액순환을 좋게 하려면 심부온도를 반드시 높여야 한다.

체온이 오르면 임신율도 상승한다

　필자는 다양한 방법으로 냉증 개선을 지도하고 있다. 체온이 0.2~0.3도 상승하면 확실히 임신율도 같이 상승한다. 지금부터 소개

할 냉증치료법 중에는 집에서도 할 수 있는 간단한 방법도 있다. 꼭 적극적으로 해보기 바란다.

♥한방으로 냉증을 개선하자

혈액순환을 개선해 냉증을 치료한다

한방치료에서는 대부분의 불임증의 원인을 몸의 혈류가 원활하지 못한 어혈로 보는데 냉증도 어혈증상의 하나이다. 이 때문에 어혈을 풀어 혈액순환을 좋게 만드는 구어혈제가 많이 이용된다. 당귀작약선, 온경탕 등이 이용되는데, 개개인의 체질을 진단한 다음 그 사람에 맞는 한약을 조제해야 한다. 임의로 시판 중인 한약을 복용하지 말고 반드시 한의사와 상담 후 자신에게 맞는 약을 처방받아야 한다.

【냉증 개선에 도움이 되는 한약들】

당귀작약산(當歸芍藥散) …… 허약체질에 냉증이 심한 사람들. 냉증 이외에 빈혈이나 피로를 쉽게 느끼고 쉽게 붓는 등의 증상에도 효과가 있다.

온경탕(溫經湯) …… 하복부 냉증이 심한 경우에 잘 듣는다.

계지복령환(桂枝茯苓丸) …… 체력이 비교적 좋은 사람. 냉증이나 얼굴이 화끈거리는 증상 등 난소기능저하 증상 외에 혈액순환이 나빠서 생기는 어깨 결림을 완화시켜주는 효과가 있다.

가미소요산(加味逍遙散) …… 냉증이나 얼굴이 화끈거리는 증상 등 난소기능저하 증상에 효과적이며 초조함 등의 정신증상이 심한 환자에게도 처방된다.

팔미지황환(八味地黃丸) …… 허약체질에 냉증이 심하며 빈뇨증상이 있는 환자에게 처방된다.

한약은 생리불순, 배란장애에도 효과적이다

온경탕과 계지복령환은 뇌하수체에서 분비되는 고나도트로핀 | 성선자극호르몬 | 의 분비를 촉진해 생리불순과 배란장애 개선에 효과적인 것으로 알려져 있다. 그리고 당귀작약산에는 유산을 방지하는 작용이 있다고 한다. 그렇기 때문에 서양 의학적인 치료와 함께 한약을 처방받는 경우가 대부분이다.

경피적 | 經皮的 | 으로 한방성분을 흡수시키는 방법도 있다

우리 클리닉에서는 한약과 허브를 섞어 주머니로 만든 것을 배에 대도록 하고 있다. 자궁과 난소는 하복부에 있다. 이 주머니를 배꼽 밑에 대면 체온을 올리는 효능이 있는 한약과 허브 성분이 피부를 통해 흡수되어 몸을 따듯하게 하는 효과가 있다.

♥입욕과 족탕으로 냉증을 개선하자

샤워하지 말고 욕조에 들어간다

출근 전에 샤워하고 외출 전에 머리를 감는 사람이 늘고 있는데 이런 습관이 냉증체질을 만든다. 약간 뜨거운 물로 샤워를 하면 몸의 표면은 일시적으로 따뜻해질 수 있지만 몸속까지 따뜻해지지는 않는다. 난소는 몸속에 있다. 난소까지 확실하게 따뜻하게 하기 위해서는 욕조에 몸을 담가야 한다. 특히 발이 차서 숙면을 취할 수 없는 사람은 취침 전에 입욕한다. 시간이 있을 때는 20분 정도 반식욕을 해도 좋다. 두피가 젖을 상태에서 있으면 몸이 차가워지므로 머리를 감으면 바로 드라이기로 말린다.

족탕으로 몸을 따뜻하게 한다

냉증에는 족탕이 효과적이다. 발끝을 넣어 약간 뜨겁다고 느끼는 정도가 42도인데, 이 정도의 뜨거운 물에 20분 동안 발목까지 넣는다. 티스푼으로 소금을 한 숟가락 넣어도 뜨거운 물이 잘 식지 않지만 뜨거운 물을 부어가며 42도를 유지한다. | 화상에 주의! |

♥적당한 운동으로 냉증을 개선하자

운동 부족은 냉증의 원인이 된다

운동은 근육을 수축시키고 근육이 수축되면 우리 몸은 열을 발산하게 되어 있다. 그렇기 때문에 운동 부족은 열을 발산하기 어렵게 만들어 냉증의 원인이 된다.

언제 어디서나 혼자서도

적당한 운동은 혈액순환을 좋게 해 냉증개선에 도움이 된다. 운동은 잠깐이라도 매일 계속하는 것이 중요하다. 그리고 '언제 어디서나 혼자서도' 할 수 있는 운동이 좋다. 가장 적합한 운동이 경보이고 집에서 할 수 있는 운동으로는 스트레칭, 에어로바이크, 덤벨체조 등이 있다.

기분전환을 겸해 체조교실에 다녀보는 것도 좋다

정신적인 스트레스는 자율신경을 흐트러뜨린다. 자율신경이 흐트러지면 냉증이 심해진다. 스트레스 해소와 기분전환을 겸해서 체조나 에어로빅, 수영, 요가 등을 배워 보는 것도 좋다. 냉증이 있는 여성 중에는 저혈압인 사람들도 많은데, 적당한 운동은 고혈압이든 저혈압이든 혈압을 안정시켜 주는 효과가 있다.

♥간단한 양손체조로 면역기능을 활성화시키자

간단한 양손체조는 척추, 흉골, 늑골, 장골, 손가락뼈 등 다섯 가지 뼈를 동시에 운동시켜 튼튼하게 만드는 효율적인 체조이다. 면역력 향상, 빈혈개선, 골다공증 예방에 효과가 있다. 누구나 언제나 할 수 있는 매우 간단한 운동이니 매일 습관을 들이자.

간단한 양손체조

★다리를 가볍게 벌리고 선다.
★①에서 ⑥까지 이어서 하루에 5~10회 반복한다.
★각 동작마다 10초씩 정지하는 것이 포인트.
★호흡은 멈추지 말고 크고 깊게 '내쉬고 들이마시기'를 반복한다.

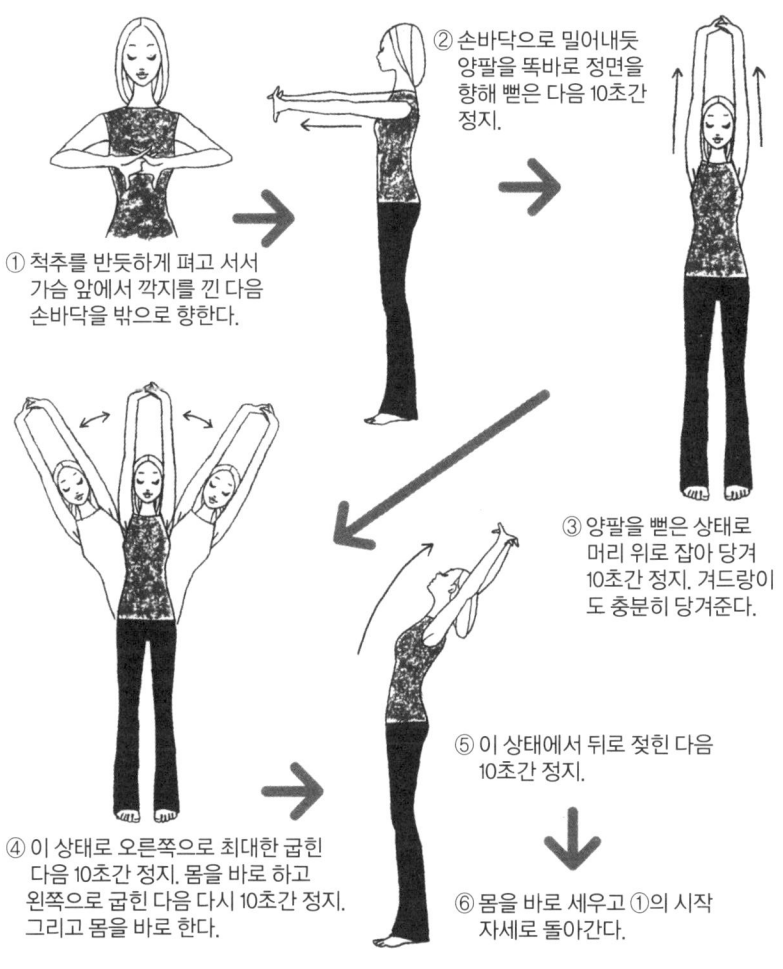

① 척추를 반듯하게 펴고 서서 가슴 앞에서 깍지를 낀 다음 손바닥을 밖으로 향한다.

② 손바닥으로 밀어내듯 양팔을 똑바로 정면을 향해 뻗은 다음 10초간 정지.

③ 양팔을 뻗은 상태로 머리 위로 잡아 당겨 10초간 정지. 겨드랑이도 충분히 당겨준다.

④ 이 상태로 오른쪽으로 최대한 굽힌 다음 10초간 정지. 몸을 바로 하고 왼쪽으로 굽힌 다음 다시 10초간 정지. 그리고 몸을 바로 한다.

⑤ 이 상태에서 뒤로 젖힌 다음 10초간 정지.

⑥ 몸을 바로 세우고 ①의 시작 자세로 돌아간다.

♥ 물리적으로 몸을 따뜻하게 만들어 냉증을 개선하자

옷을 얇게 입거나 맨발로 다니지 말자

　말초혈관의 온도를 높이면 혈액순환이 좋아져 냉증이 개선된다. 추운 겨울에는 장갑과 두꺼운 양말로 손발을 보온한다. 옷을 얇게 입지 말고 적당히 보온효과가 있는 옷을 입도록 한다. 멋을 낸다고 겨울에도 어깨를 드러내는 옷이나 배꼽이 나오는 옷을 입어서는 안 된다. 발이 찬 사람은 발뒤꿈치나 발가락이 드러나는 샌들은 신지 말고 발 전체를 감싸는 신발을 신는다. 배를 만지면 항상 차갑다는 사람이 있는데 복대 같은 것으로 보온하는 것이 좋다. 참고로 양말이나 복대는 실크 소재가 보온성이 뛰어나다.

초겨울에는 특히 보온에 주의하자

　계절이 바뀔 때는 자율신경의 균형이 깨지기 쉽다. 자율신경이 깨지면 혈액순환이 나빠지는데, 특히 추위 때문에 자율신경의 균형이 깨지면 냉증이 심해진다. 늦가을에서 초겨울로 넘어갈 때는 날씨가 갑자기 추워지기 때문에 일찌감치 보온대책을 세워야 한다. 장갑을 끼면 스웨터를 하나 더 입는 것과 같은 정도의 보온효과가 있다고 한다. 마라톤 선수들이 기온이 낮은 날에 팔까지 덮는 장갑을 착용하는 것도 이 같은 이유에서이다.

감기를 유발하는 냉증을 막자

　냉증이 있는 사람들은 감기에 잘 걸린다. 감기는 상기도 | 입, 코, 목구멍 | 를 통한 바이러스 감염이 원인이다. 특히 겨울 감기 바이러스는 저온과 건조한 상태에서 번식하기 때문에 스카프 같은 것으로 목을

따뜻하게만 해도 예방효과가 있다. 미지근한 물로 입을 헹구어 목을 적시는 것도 효과적이다.

에어컨의 지나친 사용은 피하자

냉방병을 일으키는 에어컨은 냉증에도 커다란 영향을 미친다. 그런데 집에서는 에어컨 사용을 자제할 수 있지만, 직장에서는 그럴 수가 없다. 에어컨 바람을 직접 맞지 않도록 주의하고 목과 어깨는 스카프를 두른다. 찬 기운은 밑으로 가라앉는다. 그러니 발밑에 매트를 깔거나 두꺼운 양말을 신고 발뒤꿈치나 발끝이 드러나지 않는 신발을 신는다.

♥몸을 따뜻하게 하는 식재료를 쓰자

몸을 차갑게 하는 식재료는 여름에만 쓴다

제철 음식은 계절에 맞는 효능이 있다. 여름 야채는 더위로 체온이 올라간 몸을 식혀주고, 겨울야채는 추위로 차가워진 몸을 따뜻하게 하는 효능이 있다. 계절에 맞는 제철 식재료를 고르자.

차가운 음료는 자제한다

차가운 음료나 생야채는 위나 장을 차갑게 만든다. 특히 추운 계절에 차가운 음식을 많이 먹으면 몸 안쪽에서부터 냉증이 진행된다. 위나 장은 냉해지면 흡수기능이 저하된다. 겨울에는 물론 따뜻한 음료를 마시고 여름에도 차가운 음료를 너무 많이 마시지 않도록 주의한다.

소량의 약용 술로 몸을 따뜻하게 해 보자

경험적으로 약용 술은 냉증에 효과가 있는 것으로 알려져 있다. 소량의 알코올은 냉한 몸을 안쪽에서부터 따뜻하게 해 주고 혈액순환을 좋게 해 냉증이 있는 여성들에게 효과적이다. 특히 발이 차서 쉽게 잠들지 못하거나 자다가 눈이 떠지는 사람들은 자기 전에 술을 조금 마시면 좋다.

우리 클리닉에서는 초자주 | 招子酒, 아기를 부르는 술 | 라는 이름의 20년산 사오싱주 | 紹興酒, 찹쌀을 발효시켜 만든 중국 사오싱 지방의 발효주-역주 | 를 작은 병에 담아 환자들에게 주고 자기 전에 작은 잔으로 한 잔씩 마시도록 권하고 있다. 술은 배우자와 함께 마시는 것도 좋다. 소량의 알코올은 성욕을 자극하기 때문이다. | 단 과음은 ED의 원인이 되므로 주의해야 한다 | 항산화물질인 폴리페놀이 다량 함유되어 있는 레드와인도 좋다. 단 이것도 하루에 와인글라스로 가볍게 한잔 하는 정도가 적당하다.

 호르몬의 어머니 'DHEA'로 난소기능을 향상시키자

♥DHEA는 호르몬의 어머니, 난소의 젊음을 되돌리는 효과가 있다

DHEA는 부현피질 | 副賢皮質 | 호르몬의 일종

DHEA는 디하이드로에피안드로스테론 | dehydroepiandrosterone | 의

약자로 부현피질에서 분비되는 부현피질호르몬ㅣ스테로이드ㅣ의 일종이다.

DHEA에는 난소기능을 향상시키는 효과가 있다

DHEA를 썼더니 39세 이상 여성의 채란율과 수정란 생성 비율이 모두 상승했다는 연구보고가 있다. 즉 DHEA는 난소의 기능저하를 막고 난자의 질을 향상시키는 효과가 기대되고 있다. 한편 유산이나 염색체 이상이 감소했다는 보고도 있다.

DHEA는 호르몬의 어머니

DHEA에는 세포나 조직을 보호하는 매우 다양한 기능이 있다. 면역기능 향상, 스트레스에 대한 저항력 향상, 피부의 윤기나 탄력 유지, 성욕 향상, 동맥경화와 골다공증 예방, 근력증강, 체지방 감소 등의 효과가 있는 것으로 알려져 있다. 불임 치료 분야에서 가장 주목받는 이유는 DHEA가 최종적으로는 에스트라디올ㅣE_2 /여성호르몬ㅣ과 테스토스테론ㅣ남성호르몬ㅣ으로 변환된다는 점 때문이다. ㅣ87페이지 참조/스테로이드호르몬의 생화학 경로ㅣ DHEA가 가장 많이 분비되는 것은 20대이고 그 이후부터는 자연스러운 노화와 함께 분비량이 줄어든다. 그러나 DHEA를 보충하면 여성의 난소기능, 남성의 조정기능을 유지할 수 있는 가능성이 생기는 것이다.

♥ DHEA를 유지하는 생활술

야생 참마의 효과

　다음 페이지에 있는 스테로이드 생화학경로에 관한 표에서 알 수 있듯이 식물스테롤은 체내에서 마지막에 테스토스테론과 에스트라디올로 변화한다. 이 식물스테롤을 많이 함유하는 것이 야생 참마이다. 야생 참마는 북미에 자생하는 식물이다.

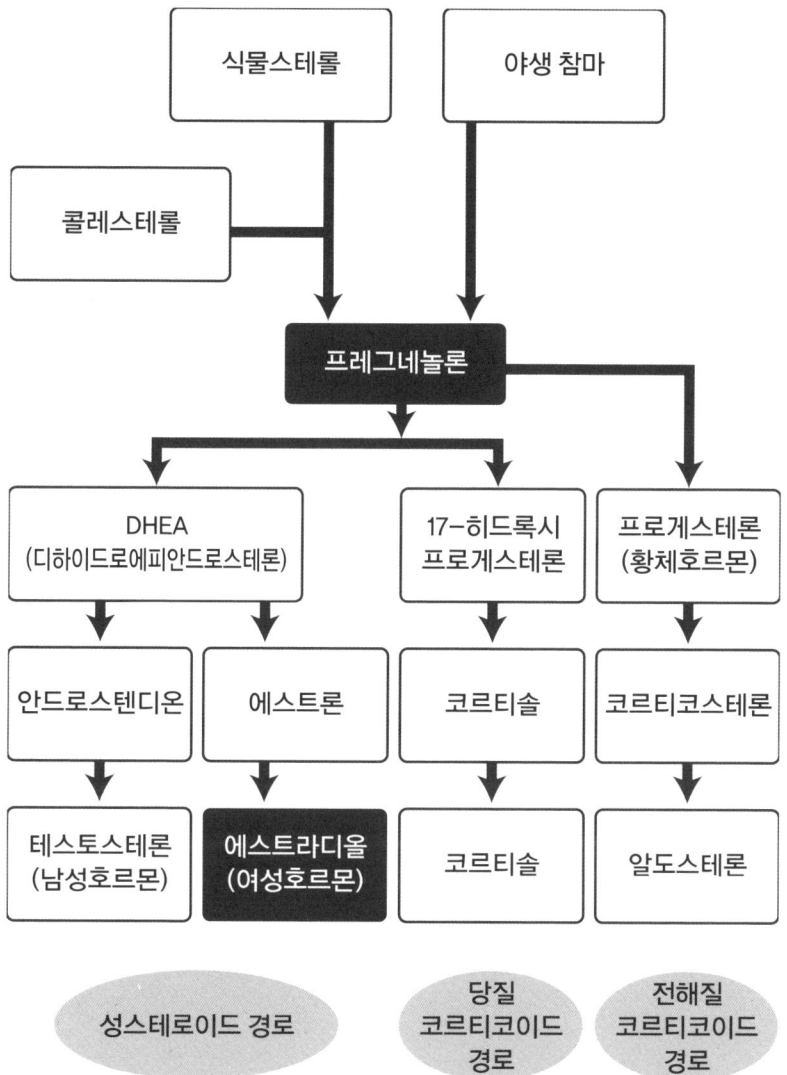

주) 프레그네놀론:모든 호르몬의 전구물질
DHEA(디하이드로에피안드로스테론):호르몬의 어머니 · 회춘호르몬

지방이나 유지 | 油脂 | 를 너무 제한하지 말자

　콜레스테롤은 지방과 비슷한 성질 때문에 나쁘다는 인상이 있는데, DHEA나 여성호르몬의 중요한 재료가 되기 때문에 적당한 콜레스테롤은 필요하다. 스포츠선수들에게 생리불순이나 무월경이 많은 것은 체지방이 지나치게 적기 때문이다. 그러므로 지방섭취를 극단적으로 억제하는 것은 좋지 않다. 그렇다고 과잉섭취를 해서도 안 된다. 튀김이나 볶음요리, 샐러드 등에 사용되는 식물성 기름으로는 식사 때 과도하게 섭취한 콜레스테롤의 흡수를 억제하는 기능이 있는 식물스테롤이 많이 함유된 것을 고르는 것이 좋다. | 102페이지 |

　그리고 DHEA의 재료가 되는 식물스테롤이 체내로 흡수되는 비율이 상당히 낮기 때문에 건강보조식품으로 DHEA를 섭취하는 것도 좋다. | 건강보조식품으로 섭취할 경우 과잉섭취가 되지 않도록 주의한다 | 담배, 알코올, 스트레스, 지방분이 많은 식생활, 심한 운동, 배기가스, 자외선 등은 DHEA의 감소를 촉진하니 주의한다.

③ 항산화력 향상으로 난소의 노화를 막자

♥활성산소는 세포의 노화를 촉진시킨다

　활성산소는 세포나 대사활동에서 만들어지며 생명활동을 유지하는 데 반드시 필요한 것이다. 그러나 지나치면 부족한 만 못한 것이 바로 이 활성산소이다. 지나치게 많이 만들어지는 상태가 오래 지속되면 세포를 손상시켜 노화나 병을 초래할 수 있다.

난소도 예외는 아니다. 지나친 활성산소는 난소의 노화를 가속화시켜 질 좋은 난자를 만드는 능력을 떨어뜨릴 우려가 있다. 자궁내막의 상태도 악화시킨다. 난자뿐 아니라 정자의 질도 떨어뜨릴 우려가 있으며 생식세포의 노화를 촉진시켜 불임증상을 악화시킨다.

항산화력으로 세포의 노화를 막자

알코올, 담배연기, 배기가스 등 우리 몸에 유해한 물질이 체내로 들어오면 해독작용이나 면역 시스템이 움직이게 되는데 그 과정에서 활성산소가 발생한다. 그러나 지나친 활성산소에 의한 산화작용을 막는 힘ㅣ항산화력ㅣ이 있으면 세포의 노화를 막을 수도 있다. 활성산소를 발생시키는 유해물질을 멀리하고 항산화력을 강화하며 활성산소와 대항할 수 있는 식품ㅣ항산화물질ㅣ을 잘 섭취하면 난소의 노화를 방지할 수 있다.

♥ 활성산소를 분석해 보자

수치로 활성산소와 항산화력을 표시한다

우리 클리닉에서는 소량의 혈액으로 활성산소와 항산화력을 짧은 시간 내에 간편하게 측정할 수 있는 장치를 사용하고 있다.

활성산소는 심신의 스트레스에 큰 영향을 받기 때문에 스트레스의 정도도 알 수 있다. 또한, 난소의 노화 정도를 수치로 확인하거나 세포의 항산화력을 파악할 수 있는 유용한 장치이다. 치료 후 어느 정도 항산화력이 개선됐는지 수치로 알 수 있으며 건강보조식품을 복용했을 때 그 효과를 모니터할 수도 있다.

산화스트레스도와 항산화력의 관계

산화스트레스의 수치가 낮고 항산화력이 높으면 심신 모두 스트레스도가 낮고 난소기능도 건강한 상태인 것으로 판단할 수 있다. 산화스트레스의 수치가 높아도 항산화력이 정상이면 항산화력으로 활성산소의 활동을 억제할 수 있다. 그러나 이 증상은 개선하지 않으면 문제가 발생할 가능성이 있기 때문에 생활 습관을 바꿔야 한다.

산화스트레스의 수치가 정상이라도 항산화력이 낮으면 심신의 건강을 유지하는 자기방어기능이 저하되었다는 것이니 상당한 주의가 필요하다. 산화스트레스의 수치가 높고 항산화력도 낮으면 전신의 면역기능이 저하된 상태로 만성질환이 진행되고 있을 가능성도 있다. 활성산소 분석은 스트레스 해소법, 식이요법, 영양지도 등을 실시할 때 커다란 기준이 된다.

♥활성산소를 억제하는 생활법

금주, 금연한다

활성산소는 불규칙한 생활, 편식, 흡연, 과음, 운동 부족 등 건강하지 못한 생활습관 외에 심한 스트레스 등 심리적인 요인에 의해서도 지나치게 많이 생성된다. 금주, 금연, 균형 잡힌 식사, 적당한 운동, 스트레스 해소로 활성산소가 늘지 않도록 주의한다.

항산화물질을 많이 함유한 음식이란?

식품에서 섭취할 수 있는 항산화물질로는 비타민 E, 비타민 C, 미량미네랄인 셀렌 등이 있다. 그리고 식물에 함유되어 있는 폴리페놀

이나 색소성분 | β-카로틴, 리코핀 등 | 도 항산화물질이다.

비타민 E는 아몬드, 헤이즐넛, 솔방울, 땅콩 등과 같은 견과류와 깨, 호박, 평지의 변종 등에 많이 들어 있다. 비타민 C가 풍부한 것은 파슬리 | 레몬의 50배! |, 딸기, 키위, 감, 감귤류 등과 같은 과일과 브로콜리 등과 같은 녹황색채소이다. 셀렌은 방어, 정어리, 가자미, 가리비 등의 어패류에 많이 들어 있다.

폴리페놀은 광합성에 의해 생기는 식물의 쓴맛을 내는 성분이나 색소를 말한다. 폴리페놀은 종류가 다양한데 여성과 밀접한 관계에 있는 것이 이소플라본이다. 이소플라본은 식물성 에스트로겐이라고도 불리는데, 대두나 두부, 낫또, 유부, 된장, 콩가루 등과 같은 대두가공식품에 풍부하다. 특히 콩가루는 이소플라본의 함유량이 많기 때문에 열심히 먹는 게 좋다. 단 이소플라본을 식품과 함께 건강보조식품으로도 복용할 때는 과잉섭취가 되지 않도록 주의한다. | 식품으로 섭취하는 양은 걱정하지 않아도 된다 |

폴리페놀에는 이것 외에도 타닌 | 녹차와 같은 차나 레드와인 |, 루틴 | 메밀 |, 안토시아닌 | 적자색의 색소로 포도 껍질이나 블루베리에 풍부 | 등이 있다. 색소성분인 β-카로틴을 많이 함유하고 있는 식품은 단호박, 당근, 평지의 변종, 시금치 등과 같은 녹황색채소이다. 리코핀은 빨간색 색소로 토마토와 감에 많이 함유되어 있다. 그리고 몸속의 항산화력을 높이기 위해서는 양질의 단백질이나 비타민, 미네랄을 반드시 섭취해야 한다. 그래서 편식하지 말고 균형 잡힌 식사를 해야 하는 것이다.

④ 임신력을 저하시키는 담배는 끊자

♥흡연은 불임증상을 악화시킨다

담배의 유해물질은 니코틴과 타르를 비롯해 약 400종에 이른다. 남녀 모두에게 흡연은 불임의 중대한 영향을 끼친다. 본인의 흡연은 물론 남성이 담배를 피울 경우에는 조정기능이 영향을 받을 뿐만 아니라 간접흡연으로 여성의 임신력까지 저하시키는 것으로 나타나고 있다. 배우자뿐만 아니라 같이 사는 가족의 흡연도 문제가 된다.

난자의 질을 저하시킨다

여성의 흡연은 생리불순이나 무배란월경 등 난소의 노화를 확실하게 진행시킨다. 배란장애의 원인이 될 뿐만 아니라 난관채가 난자를 낚아채는 기능이 저하되며 자궁내막의 혈류저하에 따른 수정란의 착상율이 저하되는 등 불임의 원인이 되며 난자의 질을 저하시킨다는 사실이 밝혀졌다. 영국과 미국의 조사에서는 피임을 중단한 이후의 불임률은 담배를 피우지 않는 여성에 비해 피우는 여성이 2~3배 높은 것으로 나타났다.

정자의 질을 악화시킨다

담배가 남성의 조정기능에 영향을 준다는 사실도 밝혀졌다. 정자 수가 줄뿐만 아니라 운동성이 떨어지고 기형정자가 늘어나 불임이 될 수 있다.

불임 치료의 임신성공률이 떨어진다

불임 치료에 담배가 미치는 영향에 대해서도 다양한 보고가 있다. 캐나다의 맥마스터대학 등이 발표한 자료에 따르면 체외수정의 임신성공률은 아내 또는 남편이 담배를 피우는 부부의 경우 부부 모두 담배를 피우지 않는 부부의 약 50%였다. | 2005년 6월 6일 요미우리 신문 |

네덜란드에서도 체외수정시술을 받은 여성의 흡연과 임신, 출산율에 대한 연구보고가 있었다. 약 8,500명을 대상으로 한 대규모 연구로 여성의 평균연령은 32세, 흡연률은 43%였다. 이 연구에서도 담배를 피우는 여성의 임신과 출산율은 피우지 않는 여성보다 28% 낮다는 결과가 나왔다. 이 숫자를 나이에 대입해보면 스무 살에서 서른 살로 열 살 많아진 것을 알 수 있다. 이렇게 흡연은 여성의 생식연령을 열 살이나 노화시키고 있다.

그리고 이번 조사에서는 유산율도 조사되었는데 흡연여성은 21.4%, 비흡연여성은 16.4%로 나타났다. | 웹사이트 '임신하기 좋은 몸만들기' 2005년 4월 8일 기사 | 예전보다 담배를 피우는 여성들의 유산율이나 선천성 기형의 발생률이 높아지고 있다고 지적하고 있다. 이렇게 담배는 백해무익한 것이다.

간접흡연은 체외수정의 성공률을 저하시킨다

앞에서 언급한 캐나다의 맥마스터대학 등의 보고에 따르면 담배는 본인이 피우지 않더라도 남편이 피워 간접흡연을 하게 될 경우 본인이 직접 피우는 여성들과 마찬가지로 체외수정 성공률이 낮아진다고 한다.

조사대상 225명 (여성의 평균연령 33~34세)	
부부 모두 비흡연	임신율 48%
여성만 흡연	임신율 19%
여성은 비흡연, 남편만 흡연	임신율 20%

　가정과 직장에서 간접흡연을 하게 되는 여성의 경우 난자의 염색체이상 발생률이 2.5배라는 무서운 보고도 있다. 염색체이상이 있는 난자는 정자와 수정하지 못하기 때문에 불임의 원인이 된다. | 웹사이트 스모토(洲本)시 금연지원센터 '불임과 흡연' |

금연은 부부가 함께

　불임 치료의 성공률을 높이기 위해서는 부부가 함께 금연해야 한다. 본인은 담배를 피우지 않더라도 주위 사람들이 피우는 담배 연기를 마시게 되면 담배의 유해물질이 체내로 들어가 간접적으로 담배를 피우는 것이 된다. 이런 부류연 | 副流煙 | 은 본인이 피우는 담배 연기 이상으로 유해한 것으로 알려져 있다. 같은 실내공간 안에 있을 때만 담배를 피우지 않으면 될 것 같지만 실외에서 담배를 피워도 피해가 있는 것으로 보고되고 있다. 담배를 피우는 사람이 내뿜는 입김에서 장시간 유해물질이 나오기 때문이다. 일찍 아기를 갖고 싶은 부부나 불임 치료를 받고 있는 부부는 함께 금연해야 한다.

⑤ 정신적인 스트레스를 해소하자

♥ 남녀 모두 스트레스를 해소한다

　불임 치료 중인 여성에게는 '임신을 못 할지도 모른다'는 것이 가장 큰 스트레스이다. 그렇기 때문에 임신하면 스트레스는 얼음이 녹듯 싹 사라진다. 어쩌면 임신할 때까지는 정신적인 스트레스를 각오해야 할지 모른다. 물론 여성만 스트레스를 받는 것은 아니다. 남성도 정신적인 스트레스를 받게 되지만, 극단적으로 말하면 남성은 정자를 제공하기만 하면 되기 때문에, 치료에 대한 부담에서 보면 여성과 남성은 비교도 할 수 없을 정도이다. 스트레스의 강도가 남성은 여성의 몇 분의 일밖에는 되지 않는다. 그런데 예를 들어 여성은 체외수정을 위해 난소 자극이나 채란, 배아이식처럼 심신 모두에 큰 부담을 주는 시술을 받을 때 스트레스를 많이 받게 되는데, 이에 비례해 남성도 스트레스를 강하게 느끼게 되어 있다. 물론 불임의 원인이 조정기능장애처럼 남성 자신에게 있는 경우는 스트레스의 정도도 커지게 되어 있다. 스트레스 해소와 임신성공률의 상관관계를 나타내는 의학적인 데이터를 내놓기가 쉽지는 않지만, 여성의 경우 난소의 배란기능이 정신적인 스트레스의 영향을 강하게 받는 것으로 알려져 있다.

　대상증례 | 對象症例 | 는 적지만 배란장애가 있는 여성의 경우 스트레스를 완화시키는 심리요법과 함께 식사나 운동요법 등 생활습관을 바꾸면 난소기능이 강화돼 배란장애가 개선된다는 보고도 있다. 부부가 함께 스트레스를 잘 극복하면 임신하기 좋은 몸을 만들 수 있다. 불임 치료전문병원들 중에는 심리요법 | 카운셀링 | 을 실시하는 곳도 있으니 잘 활용하면 좋을 것이다.

♥주치의와 충분한 커뮤니케이션을 한다

불안과 긴장은 자율신경의 균형을 깨 호르몬의 분비능에 영향을 주게 되는데, 불임 치료를 받는 사람들이 불안을 느끼는 이유 중 하나가 주치의의 설명부족이다. 예를 들어 검사목적을 모르는 상태에서 검사를 받게 되면 불안할 수밖에 없다. 또한 통증이 따르는 검사를 받는 것도 스트레스일 것이다. 게다가 치료내용과 효과에 대한 상세한 정보까지 듣지 못한다면 불안은 절정에 달하게 될 것이다. 이해가 안 되거나 불안하거나 조금이라도 마음에 걸리는 것이 있다면 주치의에게 주저 말고 솔직하게 물어야 한다.

물론 짧은 외래시간 동안 상세한 설명을 듣는다는 건 결코 쉬운 일은 아니다. 이럴 때는 자신이 다니는 의료기관이 개최하는 설명회나 공부모임 같은 데 적극적으로 참여해 보는 것도 좋다. 이런 공부모임에서는 의사가 개별적으로 상담에 응하는 시간을 마련해 두는 경우도 많다. '자기 부부'에 대한 구체적인 정보를 구하는 것이 중요하다. 그리고 주치의와 커뮤니케이션을 하면서 신뢰관계를 쌓아 가는 것도 중요하지만, 의사 이외의 의료 스태프들의 도움을 받는 것도 좋다.

우리 클리닉에서는 간호사 담당제를 실시하고 있다. 환자의 초진을 맡은 스태프가 계속 그 환자를 담당하도록 해 신뢰관계를 쌓고 있다. 그 뿐만 아니라 의사와의 커뮤니케이션에 있어 중간다리 역할도 하고 있다. 병원에 따라서는 불임 카운슬링을 통해 환자의 질문에 친절히 대응함으로써 환자의 여러 가지 불안이나 긴장을 풀기 위해 노력을 하는 곳도 있다.

♥참지 말고 울자

이것도 증례는 많지 않지만, 불임 치료 전에 코미디 프로를 보고 웃은 그룹은 그렇지 않은 그룹에 비해 임신율이 높다는 보고가 있다. 웃음은 면역기능을 비롯해 생체활동을 활발하게 해주는 것으로 알려져 있다. 그래서 일부 병원에서는 환자들을 많이 웃게 하기 위해 만담 같은 행사를 열어 환자들에게 웃음을 선사하는 곳도 있다.

그러나 불임 치료를 받고 있는 사람들은 임신이 될 때까지는 마음 편히 웃을 수 없을 것이다. 생리가 시작되어 임신이 되지 않았다는 사실을 알게 되면 한동안 눈물로 보내는 사람들이 많다. 배우자에게 화풀이하는 경우도 충분히 이해할 수 있다. 그러나 술에 의지하는 것만은 피해야 한다. 술에 의지하지 말고 눈물이 멈출 때까지 참지 말고 울자. 감정적으로 울 때 흘리는 눈물에는 부현피질에서 분비되는 몸에 좋지 않은 스테로이드 '코르티솔'을 체외로 배출시키는 작용이 있다. 코르티솔이 과잉 분비되면 뇌의 기능이나 면역기능에 나쁜 영향을 준다. 성선기능 저하에도 관여하고 있는 것으로 알려져 있다.

울고 싶을 때는 참지 말고 울자. TV에 나오는 아기를 보고 갑자기 우는 것은 자연스러운 일이다. 맏며느리인 자신보다 동서에게 먼저 아기가 생겼거나 여동생이 먼저 임신을 하게 됐을 때, 슬플 때, 억울할 때는 크게 소리를 내어 우는 것이 좋다. 울고 싶은 만큼 울자.

♥ 자신만의 스트레스 해소법을 찾자

같은 처지에 있는 여성들끼리 대화를 나누다 보면 스트레스가 해소되는 경우도 많다. 아기가 없어서 괴로운 심경을 서로 털어놓다 보면 괴로운 것은 자신만이 아니라는 동병상련을 느끼게 되어 마음이 한결 가벼워진다. 그러나 십인십색으로 각자 다 개성이 있다. 털어놓는 걸 잘 못 해서 그런 자리에 나가는 것이 오히려 스트레스가 된다는 사람도 있다. 그럴 경우에는 절대 무리하지 않는 것이 좋다.

그리고 불임 치료를 받는 사람들은 뭔가에 깊게 빠지는 경향이 있다. 그래서 일상생활을 오로지 임신에 맞추게 되는데 그것 자체가 심한 스트레스가 될 수 있다. 그러지 말고 자신이 정말 좋아하는 것에 빠져보자. 여행, 등산, 영화, 소설 등 어떤 것도 괜찮다. 뭔가에 집중해서 마음은 딴 데로 돌렸더니 임신력이 좋아졌다는 사람들은 분명히 있다.

♥ 이미지를 중요하게 여기자

스트레스에도 좋은 스트레스와 나쁜 스트레스가 있다. 불임 치료를 받을 때 결과에 대해 자꾸 나쁜 이미지를 떠올리면 임신율이 떨어지는 것으로 알려져 있으니 항상 좋은 결과만 떠올리도록 노력한다. 이럴 때는 자기암시법이 효과적인데 방법은 간단하다. 좋은 이미지만 떠올리는 것이다. 배란이 가까워지면 좋은 난자가 나오는 이미지를 떠올리고 타이밍법이나 체외수정 후에는 정자와 난자가 만나는 이미지를 떠올린다.

일본에는 '마음과 신체는 하나'라는 말이 있는데 비과학적인 말이라고 일축할 것이 못 된다. 자기암시를 할 때는 가부좌를 틀고 양쪽 난소에 손을 갖다 댄다. 천천히 심호흡을 반복하면 난소에 갖다 댄 손바닥에 생각을 집중한다. 사람한테는 '기ㅣ氣ㅣ'라는 것이 있다. 한동안 계속하면 손바닥이 따뜻해지면서 손이 닿은 난소 주변도 따뜻해진다. 생각을 집중해 난소기능이 활성화된 예는 많으니 꼭 실천해보기 바란다.

⑥ 식생활을 바꾼다

♥영양의 균형이 깨지면 난소기능이 저하된다

'식ㅣ食ㅣ'이라는 한자는 '사람ㅣ人ㅣ을 좋게ㅣ良ㅣ한다'고 쓰는 것이다. 이렇게 우리 몸은 음식에 의해 만들어진다. 음식은 입을 통해 들어가 위에서 소화되고 장에서 영양분이 흡수된다. 그런 다음 체내에서 효율적으로 이용하기 위해 간에서 체내물질로 대사 되어 혈액을 통해 몸 구석구석까지 전달된다. 뇌가 움직이는 것도 난소가 기능하는 것도 음식에서 얻은 영양 덕분이다. 그렇기 때문에 다이어트로 식사량을 줄이게 되면 난소기능이 가장 좋은 20대 여성이라도 생기가 끊길 수 있다. 다이어트로 인한 무월경은 시상하부의 호르몬 분비에 장애를 가져와 난치성 배란장애를 일으킬 수 있다. '식'은 난소의 노화를 방지한다. 불임 치료에 민감하게 반응하는 난소를 만드는 것이 바로 '식'이다.

단백질은 등 푸른 생선으로

기본적으로 곡류+야채 | 따뜻한 야채 | +해초+단백질을 항상 잘 섭취해야 한다. 단백질은 DHA | 데히드로아세트산 | 나 EPA | 에이코사펜타에노산 | 를 체내에서 만드는 양질의 단백질이 좋은데, 이런 단백질은 등 푸른 생선 | 전갱이, 고등어, 정어리 등 | 에 많이 함유되어 있다. 그리고 이런 생선들은 회로 먹거나 굽거나 조림으로 해서 먹는 것이 좋다. 튀기게 되면 칼로리가 높아지고 EPA가 파괴된다.

제철 야채를 먹는다

여름에는 몸을 식혀주는 야채들이 나고 가을에는 몸을 따뜻하게 해주는 근채류 | 根菜類 | 가 나는 것이 자연의 섭리이다. 지금은 계절과 상관없이 겨울에도 여름 야채를 먹을 수 있게 됐지만, 겨울에 찬 여름 야채를 먹으면 냉증이 생길 수 있다. 그렇기 때문에 제철에 나는 야채를 먹는 것이 좋다.

제 철 야 채

- **1月**: 무, 연근, 쑥갓, 배추, 양배추, 평지의 변종, 순무, 샐러리, 새우, 게, 방어, 대구
- **2月**: 겨잣과의 야채, 시금치, 평지의 변종, 무, 쑥갓, 배추, 브로콜리, 양배추, 샐러리, 삼치, 김
- **3月**: 샐러리, 양배추, 쑥갓, 배추, 유채, 부추, 땅두릅, 죽순, 대합, 은어
- **4月**: 머위, 부추, 땅두릅, 머위의 어린 꽃줄기, 죽순, 표고버섯, 소라, 전복, 가자미
- **5月**: 완두, 누에콩, 아스파라거스, 우엉, 양파, 가다랑어, 청어, 가자미
- **6月**: 아스파라거스, 풋콩, 오크라, 피망, 호박, 양파, 은어, 어린 방어, 전갱이, 보리멸
- **7月**: 오이, 가지, 오크라, 동과(冬瓜), 호박, 양상추, 토마토, 피망, 뱀장어, 바지락, 전갱이
- **8月**: 옥수수, 양상추, 호박, 오크라, 피망, 토마토, 참치, 문어, 잿방어
- **9月**: 토란, 고구마, 오크라 양상추, 송이버섯, 표고버섯, 밤, 꽁치, 정어리, 고등어
- **10月**: 순무, 감자, 당근, 고구마, 표고버섯, 밤, 오징어, 꽁치, 정어리, 연어, 참치
- **11月**: 우엉, 감자, 당근, 브로콜리, 배추, 샐러리, 연근, 꽁치, 연어, 참치
- **12月**: 평지의 변종, 쑥갓, 배추, 파, 시금치, 무, 양배추, 굴, 방어, 참치, 광어, 대구

♥유지 | 油脂 | 는 알파-리놀렌산을 섭취한다

알파리놀렌산이 많이 함유된 식재료를 쓴다

알파-리놀렌산은 불포화지방산으로 체내로 들어가면 DHA로 변한다. 혈소판의 응고작용을 저하시키고 동맥경화를 예방해주며 뇌와 신경의 기능을 향상시켜 준다. 또한 식품 알레르기나 아토피성 피부염, 화분증 등과 같은 알레르기 증상을 완화시켜 줄뿐만 아니라, 부정맥 방지 효과도 있는 것으로 알려져 있다. 그러니 앞으로는 알파-리놀렌산이 많이 함유된 식재료를 쓰도록 한다.

【알파리놀렌산이 많이 함유된 식재료】
야채류 …… 시금치, 쑥갓, 평지의 변종, 배추, 무, 양상추, 양배추
해초류 …… 다시마, 미역
어류 ……… 정어리, 참치, 방어, 고등어, 대구, 청어
들기름 …… 꿀풀과인 들깨에서 추출한 기름

♥건강에 좋은 기름을 쓴다

유지를 많이 섭취하면 비만이 될 수 있지만, 지방은 아주 중요한 영양소이기 때문에 전혀 안 쓸 수는 없다. 이럴 때는 건강에 좋은 기름을 쓰면 된다. 식용유 중에서는 들기름에 알파-리놀렌산이 많이 함유되어 있다. 그런데 산화되기 쉽기 때문에 개봉 후 1주일 이내에 써야 한다. 자외선에 의해 산화되는데 이를 막기 위해서는 냉장고에 보관하거나 실온에서는 호일로 싸둔다. 병이 갈색인 것도 자외선에

막기 위해서이다. 산화된 기름은 과산화지질로 변해 건강에 좋지 않다. 산화가 잘 안 되는 기름으로는 올리브 오일이 있다.

　식물스테롤이 풍부한 식물성기름에는 소장에서 콜레스테롤의 흡수를 억제하는 기능이 있다. 콜레스테롤을 체내로 흡수시키는 담즙산이 콜레스테롤과 아주 흡사한 식물스테롤을 흡수하고 콜레스테롤을 체외로 배출하기 때문이다. 시판되는 식물성기름들을 살펴보면 성분표시에 '식물스테롤'이라고 표시되어 있는 것이 있다. 가격은 조금 비싸지만 가능하면 성분표시를 확인한 다음 '식물스테롤'이 주원료인 식용유를 구입한다.

♥너무 찌거나 마르지 않는 식생활을 한다

너무 살이 찌거나 너무 마르면 배란장애가 올 수 있다
　다낭포성난소증후군 | PCOS | 에 걸리면 난소의 피막이 두꺼워져 배란이 잘 안 된다. 테스토스테론 | 남성호르몬 | 의 분비량이 보통보다 많은 것이 원인으로, 생리불순이 되거나, 비만, 다모증 등을 동반하는 경우가 있다. 일본에 비해 비만이 많은 미국에서는 의사의 지도에 따라 적당하게 체중을 줄이면 배란이 회복되는 것으로 알려져 있다.

　다낭포성난소증후군에 걸리지 않은 여성이라도 너무 살이 찌면 호르몬의 균형이 깨져 배란 장애가 올 수 있다. 그리고 너무 말라도 배란장애로 이어질 수 있다. 특히 스포츠 선수들은 체지방율이 지나치게 낮은 경우가 많은데 이럴 경우 생리불순이나 배란장애가 생기기 쉽다. 남성들도 너무 살이 찌거나 너무 마르면 생식 능력이 저하되는 것으로 알려져 있다. 그러니 너무 찌거나 너무 마르지 않은 적당한 체중을 유지하도록 해야 한다.

식생활은 규칙적으로

다이어트를 위해 식사를 거르는 것은 역효과를 가져온다. 하루에 세 끼 식사가 기본이다. 하루를 시작할 때 몸과 마음에 에너지를 채워주는 아침 식사를 거르면 안 된다. 수저를 놓고 바로 자는 늦은 식사도 좋지 않다. 항상 일찍 자고 일찍 일어나기 위해 노력하고 아침, 점심, 저녁 식사를 일정한 시간에 하는 것이 중요하다.

♥장을 젊게 유지하자

스트레스부터 해소하자

음식은 위에서 소화된 뒤 소장과 대장에서 흡수된다. 이렇게 입을 통해 들어온 음식을 체내에서 효과적으로 활용하기 위해서는 무엇보다 위가 튼튼해야 한다. 요즘은 스트레스가 많다 보니 위염을 앓은 사람도 많은데, 이럴 경우 아무리 몸에 좋은 음식을 먹어도 거의 소화되지 않을 수도 있다. 무엇보다 스트레스를 해소하는 것이 중요하다.

장내 세균의 균형을 유지하자

음식을 제대로 흡수하기 위해서는 장내 세균이 활성화되는 것 또한 중요하다. 장내환경을 좋게 만들기 위해서는 몸을 차게 만드는 음식을 많이 먹지 말고ㅣ장도 차지면 흡수력이 저하된다ㅣ, 배변을 좋게 하는 식물섬유가 풍부한 음식을 먹어야 한다. 장내의 나쁜 균을 줄이고 좋은 균을 늘려주는 유산균이나 올리고당을 적극적으로 섭취하는 것도 좋은 방법이다.

장관 점막을 튼튼하게 하자

장은 음식을 흡수할 뿐만 아니라 밖에서 침입하는 이물질에 대항하는 면역기능을 갖고 있다. ㅣ체내 림파구의 약 70%가 집중되어 있다ㅣ 특히 소장에는 장관면역의 사령탑인 페이어스 패치가 있다.

'식'이라는 한자는 '사람ㅣ人ㅣ을 좋게ㅣ良ㅣ한다'는 뜻이지만, 좋은 음식은 장관점막을 튼튼하게 하고 나쁜 음식은 장관점막을 파괴한다는 사실을 기억해야 한다. 그리고 배변을 좋게 하는 것도 중요하다. 특히 여성은 고온기에 황체호르몬의 영향으로 변비가 되기 쉬운데 가능한 한 빨리 없애야 한다. 운동을 적당히 하고 배변을 참지 말고 식물섬유를 섭취하는 것이 변비에 도움이 된다. 물론 설사도 좋지 않다. 생리 기간에 설사를 하는 여성들도 있은데 이런 증상이 있는 여성들은 주치의와 상담을 받도록 한다.

임신하고 싶을 때
읽는 책

제 4 장

글리코 영양소로 임신력을 올리자

Chapter 1_
임신에 대한 희망으로 이어주는 글리코영양소

제4장 / 글리코 영양소로 임신력을 올리자

Chapter 1_ 임신에 대한 희망으로 이어주는 글리코영양소

　다시 한번 강조하지만, 우리 몸은 음식에 의해 만들어진다. 음식에서 얻는 영양이 몸을 만드는 것이다. 우리 몸은 약 270종류, 60조 개나 되는 세포로 이루어져 있다. 심장을 움직이는 심근세포나 체내로 들어온 독소를 해독하는 간세포의 재료가 되는 것도 음식과 영양이다. 아기의 씨앗인 난자와 정자도 예외가 아니다. 생식세포는 음식과 영양으로 자라고 수정의 힘을 갖는다.

　임신하기 좋은 몸을 만드는 것은 음식이라는 점을 깊이 새겨야 한다. 그런데 영양 하면 머리에 떠오르는 것이 단백질, 탄수화물, 지질|脂質|, 비타민·미네랄 등 4대 영양소이고 얼마 전부터는 식물섬유도 포함되었다. 최근에는 항산화 물질도 크게 주목받고 있다.

　그러나 정말 주목해야 하는 것은 생명의 근원으로 불리는 글리코영양소이다. 글리코영양소는 우리가 생명을 영위하는 데 있어 빼놓을 수 없는 영양소이다. 글리코영양소는 수정, 즉 생명의 시작에 관여한다. 불임을 극복하기 위해 노력하는 부부에게는 임신에 대한 희망을 실현시켜 주는 마법의 영양소가 될 가능성을 내포하고 있다. 그런데 글리코영양소의 존재를 모르는 사람들이 많으니 안타까운 일이다. 그래서 여기서 글리코영양소의 존재에 대해 확실히 인식할 수 있도록 설명하고자 한다.

♥ 글리코영양소란?

식물성글리코의 효능

우리 주변에는 예전부터 '몸에 좋다'는 음식이나 병 또는 상처에 잘 듣는다는 식물이 있었다. 알로에가 화상에 잘 듣는다는 것은 많이 알려진 사실이다. 화상뿐이 아니다. 명치의 통증을 진정시키고 위장약으로도 쓸 수 있는 것으로 알려져 있다. 알로에는 중국의 전통의학, 인도에서 생겨난 아유르베다, 그리스의 유나니의학 등 고대부터 이어져 내려온 전통의학 분야에서 약으로 쓰여 왔다. 그런데 알로에의 어떤 성분이 효과가 있는지에 대해서는 대부분이 모르고 있다. 알로에에 포함된 만노오스라는 글리코영양소가 효능의 정체이다.

깨도 몸에 좋은 식품인데 하얀 깨보다는 검은깨가 좋은 것으로 알려져 있다. 하지만 이 역시도 깨의 어떤 성분이 몸에 좋고 어디에 효능이 있느냐는 질문에 정확하게 답할 수 있는 사람의 별로 없는 것 같다. 깨에도 만노오스가 함유되어 있다. 백미보다 현미가 몸에 좋다는 것도 잘 알려진 사실인데 백미로 정제할 때 깎아내는 쌀눈에도 만노오스가 풍부하다.

만노오스는 달지 않은 당 | 糖 |

만노오스는 글리코의 일종이다. 글리코에는 단당류, 이당류, 다당류가 있다. 다당류는 간단하게 말하면 '전분'이고, 우리 주변에서 흔히 볼 수 있는 이당류는 설탕 | 자당 | 이다. | 맥아당이나 유당도 이당류이다 | 만노오스는 이당류도 아니고 다당류도 아니다. 더 이상 가수분

해할 수 없는 가장 작은 단위인 단당이다. 단당류에는 다양한 종류가 있는데, 과일이나 꽃에 있는 꿀에 함유되어 있는 글루코오스나 프룩토오스도 단당류이다. 그런데 만노오스는 달지 않다. 알로에나 깨, 씨눈도 달지는 않다. 이렇게 달지 않은 글리코도 있다.

'글리코=탄수화물→에너지원'이라는 공식이 성립되지만, 너무 많이 먹으면 비만이 된다', 또는 '글리코=설탕→달아서 너무 많이 먹으면 몸에 나쁘다'라고 생각하기 쉬운데, 지금까지와는 조금 다른 인식을 가질 필요가 있다. '글리코=달지 않은 단당류→몸에 좋다'는 인식이다.

당쇄 형성에 필수적인 글리코영양소

만노오스는 당쇄를 형성하는 단당류 가운데 하나이다. '당쇄'는 다소 생소한 단어일 텐데, 단당류가 복잡하게 사슬형태로 이어진 물질을 말한다. 그리고 우리가 살아가는데 절대 없어서는 안 되는 물질인 것으로 밝혀졌다. 다나카 고이치 | 田中耕一 | 씨가 노벨상을 수상했던 연구를 계기로 당쇄연구는 비약적으로 발전하고 있다. '21세기는 당쇄의 시대'라고 불릴 만큼 생명과학이나 임상의학 분야, 그리고 생식의학 분야에서도 당쇄는 크게 주목받고 있다.

당쇄의 역할

당쇄가 중요한 것은 세포 간 정보전달의 역할을 담당하기 때문이다. 예를 들어 난자의 당쇄에는 자기가 난자라는 사실을 정자에게 알리는 암호코드가 들어 있다. 정자의 당쇄에는 난자를 알아보고 난자로 들어가도록 유도하는 암호코드가 들어 있다. 이렇게 난자와 정자의 당쇄를 통해 두 세포 사이의 커뮤니케이션이 이루어져야 비로소 수정되는 것이다.

　면역 기능에도 당쇄의 정보전달기능이 깊이 관여되어 있다. 체내에 세균이나 바이러스가 침투하면 당쇄의 정보전달시스템이 몸에 나쁜 세균이 들어 왔다는 사실을 면역기능을 담당하는 세포에 알려 면역담당 세포들이 움직이도록 한다. 만일 당쇄에 이상이 생기면 몸에 나쁜 세균을 바르게 인식하지 못하고 잘못된 정보를 면역을 담당하는 세포에 보내게 되어 세균의 번식을 쉽게 허용하게 된다. 다시 말해 당쇄에 이상이 생기면 병을 유발시키고 당쇄가 다시 회복되면 병이 치유된다고 생각하면 된다.

　우리들의 몸을 이루고 있는 약 270종류, 60조 개의 세포에는 모두 당쇄가 있다. 말하자면 우리 몸은 거대한 세포집단인 것이다. 학교든 기업이든 조직이 거대해질수록 일상업무의 원활한 진행을 위해서는 부서간의 정보전달이 중요해지는데 이는 인간도 마찬가지이다. 생명활동을 원활하게 유지하기 위해서는 세포 사이의 정보전달 역할이 매우 중요해진다. 당쇄가 정확한 정보를 내보내고 정확하게 정보를 받아들이는 치밀한 정보전달시스템이 제대로 작동해야 비로소 인간은 거대한 세포집단으로서의 균형을 잡는 것이다.

　당쇄는 우리 몸이 원래 갖고 있는 자연치유력의 근원이다. 당쇄의 힘으로 우리는 몸의 항상성 | 恒存性, Homeostasis | 를 유지하고 있다고 할 수 있다.

✻ 당쇄 형성에 필수적인 글리코영양소와 생물활성 ✻

글루코오스	대부분의 식물	주로 에너지원, 면역부활(賦活) 작용
갈락토오스	유제품	면역계에 중요, 암의 성장, 전이를 저지 장내세균총(細菌叢) 유지, 칼슘흡수율 증가
만노오스	알로에, 선인장 많은 식물	면역계에 중요, 대식세포(大食細胞, macrophage) 활성화 세균감염 저지, 당뇨병 개선, 항염증
푸코오스	아마, 해초, 버섯	면역 계에 중요, 암의 성장, 전이를 저지 기도감염증 개선
크실로오스	곡물 껍질, 식물	살균작용, 병원체·알레르기원의 결합을 저지
N-아세틸 글리코사민	진균, 해초, 효모게, 새우 등 갑각류	변형성관절증 개선 글라이코스아미노글라이칸 형성, 암 억제
N-아세틸 갈락토사민	우유	암의 증식, 전이에 관여
N-아세틸 뉴라미닉산 (NANA, 시알산이라고도 함)	모유	뇌 발육에 필요, 면역계에 관여 점막의 점도 조절(세균감염 방지)

당쇄 형성에 필수적인 글리코영양소

현재 당쇄를 형성하는 단당류로는 만노오스 등 10여 종류가 밝혀져 있다. 그중에서 특히 중요한 8종류의 단당류를 '글리코영양소'라고 한다. 이 8종류의 글리코영양소는 그 효과가 과학적으로 증명됐다. 특히 소아난치병 분야에서는 회복 불가능한 것으로 알려져 있던 병들이 글리코영양소를 섭취함으로써 치유된 사례가 많이 보고되고 있다.

WHO l 세계보건기구 l 는 글리코영양소의 효능을 과학적으로 인증했다. 그리고 면역기능에 장애가 생기는 후천성 면역결핍증 l HIV 감염증 l 과 관련해 글리코영양소 연구팀과 공동으로 아프리카 어린이들을 구제하는 프로젝트 활동을 시작했다.

♥ 불임 치료와 글리코영양소의 관계

당쇄가 수정에서 하는 역할

당쇄는 모든 세포에 있는데 세포 표면에 솜털처럼 나 있다고 생각하면 된다. 정자의 당쇄는 외피 | 정자의 바깥을 덮고 있는 피막 | 를 튼튼하게 만드는 역할을 한다. 총 길이가 0.03미리 미터인 정자는 수정이 이루어지는 장소인 난관팽대부까지 약 17센티미터를 이동해야 한다. 이 사이 정자는 경관이나 난관이 분비하는 점액에 노출된다. 안지름이 겨우 1미리 미터인 좁은 난관을 통과할 때는 난관 벽에 닿아 상처가 생길 수도 있다. 당쇄는 이런 자극으로부터 정자를 보호하는 역할을 하는 것이다. 난자의 바깥쪽은 투명대로 덮여 있다. 이 투명대의 주성분은 당단백질 | 단백질에 당쇄가 결합된 것 | 이다.

앞에서 기술한 바와 같이 생식세포인 정자와 난자는 각자 갖고 있는 당쇄를 통해 세포간 커뮤니케이션을 하면서 수정한다. 따라서 정자와 난자 중 어느 한쪽의 당쇄에 이상이 생기면 수정장애를 일으킬 가능성이 있다. 조금 더 자세히 살펴보자.

정자는 두부, 중편부, 미부 등 세 부분으로 이루어져 있다. 두부의 끝부분을 선체 | 先體 | 라고 하는데 그 표면에 당단백질이 있다. 사정 직후의 정자는 아직 난자에 수정될 만한 힘이 없는 상태이다. 수정능력이 생기는 조건 중 하나가 선체표면의 당단백질이 벗겨지는 것이다. 한편 난자를 덮고 있는 투명대도 당단백질로 이루어져 있다. 정자가 투명대로 진입하기 위해서는 투명대에 있는 당쇄가 정자의 접근과 선체반응 개시에 대한 정보를 정확하게 받아들여야만 한다.

수정에 관여하는 당쇄

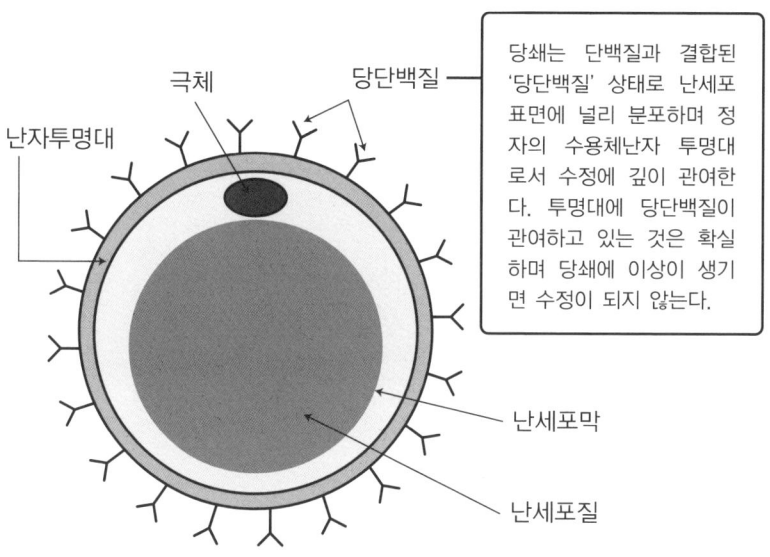

당쇄는 단백질과 결합된 '당단백질' 상태로 난세포 표면에 널리 분포하며 정자의 수용체난자 투명대로서 수정에 깊이 관여한다. 투명대에 당단백질이 관여하고 있는 것은 확실하며 당쇄에 이상이 생기면 수정이 되지 않는다.

그리고 정자 한 마리가 난자에 들어가면 투명대는 열렸던 곳을 닫는다. 여러 개의 정자가 난자에 수정되는 것을 막기 위해서이다. ㅣ다정자수정란은 자라지 못한다ㅣ 이것도 당쇄의 정보전달 기능 덕분이다. 여기서 흥미로운 것은 여성의 배란과 정자가 난자로 들어가는 데는 푸코오스와 아세틸화 복합당류가 중요한 역할을 한다는 연구이다. 푸코오스, N-아세틸 글리코사민, N-아세틸 갈락토사민, N-아세틸 뉴라미닉산 등은 모두 당쇄 형성에 필수적인 여덟 개 단당류, 즉 글리코영양소이다.

✱ 수정에 관여하는 당쇄 - 정자의 확인과 정보 전달 (1) ✱

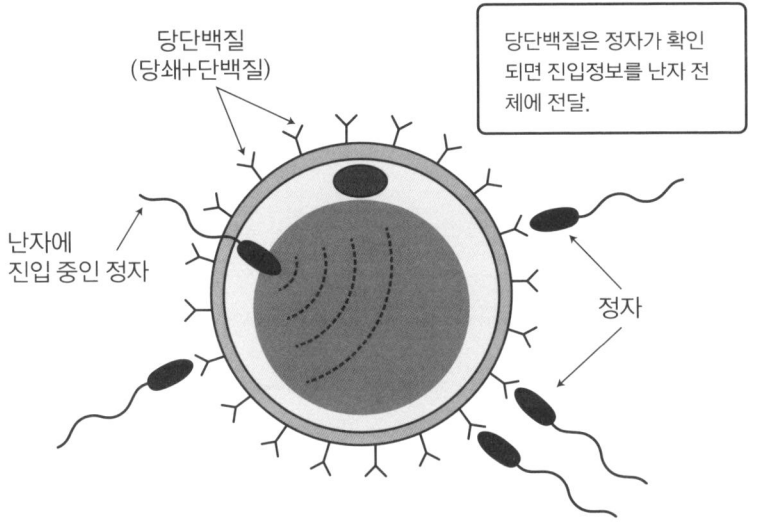

✱ 수정에 관여하는 당쇄 - 정자의 확인과 정보 전달 (2) ✱

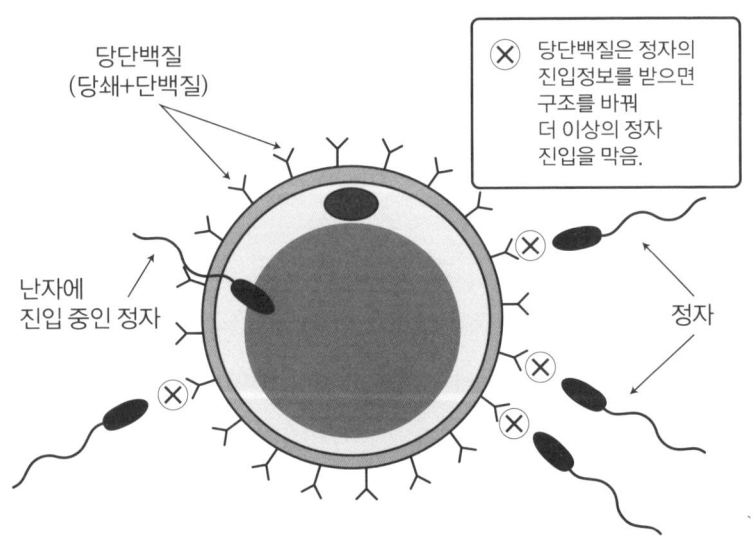

줄기세포의 생성을 촉진하는 글리코영양소

줄기세포는 골수로 만들어지며 체내의 상처 입은 세포, 신경세포나 뇌세포, 간세포나 신장세포를 회복시키고 재생하는 힘을 가지고 있다. |'도너 줄기세포가 혈액뇌관문을 통과해 이식자의 신경세포가 됐다'는 보고가 있다 / 존 홉킨스대학 의학부 / 2003년 | 그리고 글리코영양소를 섭취하면 이 줄기세포가 크게 늘어난다는 사실도 밝혀졌다.

난자는 대체로 28일 주기로 새로운 난자가 자라고 배란된다. 이와 달리 정자는 완성까지 약 74일 즉 두 달 반 정도 걸리고 매일 만들어진다. 글리코영양소가 줄기세포의 생성을 촉진한다면 늘어난 줄기세포는 내성기까지 전달되어 여성의 경우에는 난소 세포가, 남성의 경우에는 정소 세포가 회복될 가능성이 있다. 생식세포인 난자와 정자에도 좋은 영향을 줄 것으로 보인다. 이 장 처음에 글리코영양소는 '임신에 대한 희망으로 이어주는 미법의 영양소'가 될 수 있다고 언급했다. 그러나 이미 글리코영양소가 갖고 있는 '마법 같은 힘'은 과학적으로 증명된 셈이다.

♥ 불임 치료의 효과를 높이는 글리코영양소

자연치유력을 활성화시키는 글리코영양소

그렇다면 글리코영양소만 섭취하면 불임증은 완치될까? 대답은 "NO!"이기도 하고 "YES!"이기도 하다. 한 연구자는 이른바 서양의학에 의한 치료와 글리코영양소의 관계를 차의 고장에 비유했다.

"차가 고장나면 원인에 따라 정비사가 고칩니다. 그러나 고치기만

한다고 차가 달리는 것은 아닙니다. 차는 에너지인 휘발유가 있어야 비로소 달릴 수 있습니다. 차를 사람으로 바꿔 생각하면 고장을 고치는 정비사는 의사, 에너지인 휘발유는 글리코영양소입니다. 그 어느 것도 없어서는 안 되는 것입니다"

불임증을 고치기 위해서는 원인을 밝힌 다음 필요한 치료를 실시해야 한다. 치유의 장애가 되는 원인을 제거하고 치료법을 선택해 불임증을 극복하는 방향으로 인도하는 것이 의사이다. 그리고 치유에 필요한 에너지, 즉 글리코영양소를 체내에 제공하는 것이 이상적이다. 이 두 가지는 서로 필요 불가결하다고 할 수 있다.

글리코영양소는 인간이 본래 갖고 있는 자연치유능력을 활성화시키는 존재이다. 자연치유력은 누구에게나 있다. 예를 들어 손이 칼에 베어 상처가 났을 때 출혈이 멈추고 상처가 아물고 새로운 피부가 상처를 덮는 등의 치유 과정은 눈에 보이기 때문에 쉽게 알 수 있다. 이런 자연치유력이 체내에서도 작용하고 있다. 좋은 예가 암세포이다. 건강한 사람도 세포간의 조화와 질서를 무시하고 활개치는 몇 가지 암세포를 갖고 있다. 암세포가 증식해 발병에 이르지 않는 것은 암세포의 증식을 억제하는 면역시스템이 제 기능을 하는 자연치유력 덕분이다. 눈에 보이는 몸 표면과 달리 몸속에서 일어나기 때문에 모를 뿐이다.

일상의 식생활과 글리코영양소

그렇다면 일상의 식생활로 글리코영양소를 충분히 섭취할 수는 없는 것일까?

식물 중에는 천연성분의 단당류가 약 200종 있다. 그러나 앞에서 기술한 바와 같이 세포 사이의 커뮤니케이션에 필요한 당쇄를 구성하는 글리코영양소는 현재 여덟 종류만 밝혀져 있다. 이 여덟 종류의 글리코영양소 중 현대의 식생활에서 충분히 섭취할 수 있는 단당류는 주로 백미나 빵에서 섭취할 수 있는 글루코오스와 주로 우유에서 섭취할 수 있는 갈락토오스 등 두 종류뿐이다. 실제로 이 두 종류는 우리가 과잉 섭취하고 있다.

나머지 여섯 종류도 체내에서 만들어진다. 푸코오스 | 후코이단이라고도 함 | 같은 경우는 미역이나 큰실말과 같은 해조류에 풍부하게 들어 있다. 그러나 푸코오스는 체내에 들어가면 다섯 시간 만에 소멸된다. 그렇다고 다섯 시간 간격으로 해조류를 계속 먹을 수는 없는 일이다. 그리고 글리코영양소를 체내에서 만들기 위해서는 어떤 종류의 효소나 비타민, 미네랄류가 필요하다. 그런데 인간은 무기질인 미네랄을 원래 상태로 섭취하는 것은 불가능하다. 그렇다고 미네랄이 풍부한 흙을 먹을 수도 없다. 흙을 먹고 흙 속에 있는 미네랄 성분을 소화하고 흡수할 수 있는 것은 돼지나 소 정도이다. 이는 장내 세균의 수와 종류가 다르기 때문이다.

우리가 할 수 있는 것은 기껏해야 '미네랄이 풍부한 토양에서 자란 야채'를 의식적으로 먹고 '미네랄이 풍부한 물'을 마시는 정도일 것이다. 그런데 야채가 자라는 토양은 최근 화학비료와 농약 때문에 미네랄이 크게 감소하고 있다. 식사에서 섭취할 수 있는 글리코영양소는 최근 20년 동안 약 25% 줄었다. 따라서 현대인은 건강보조식품으로 글리코영양소를 보충하는 수밖에 없다. 단 건강보조식품으로 글리코영양소를 섭취할 때는 반드시 과학적으로 검증된 제품인지 확인해야 한다.

처음에는 장 세정부터 시작하자

실은 모유에도 여덟 종류의 당질영양소 중에서 글루코오스와 크실로오스를 제외한 여섯 종류의 글리코영양소가 들어 있다. 태어난 지 얼마 안 된 신생아의 장 내부는 청결 그 자체이다. 깨끗한 장관점막은 모유에 들어 있는 글리코영양소를 많이 흡수할 수 있다. 영유아의 장관점막도 마찬가지이다. 그래서 소아의 경우 글리코영양소를 섭취하기 시작하면 바로 변화가 나타난다.

그러나 어른은 그렇지 않다. 기존의 식생활이나 담배, 알코올, 스트레스, 활성산소 등 모든 것이 장내 세균총의 균형을 깨 장관점막을 오염시키고 있다. 영유아의 장관점막은 무색이라고 한다면 어른의 장관점막은 갈색이나 검은색으로 변해 있을 가능성이 있다.

글리코영양소를 섭취하기 시작하면 대부분의 경우 변의 성정이 바뀐다. 배변회수도 늘어난다. 이는 글리코영양소의 흡수율을 높이기 위해 장관 내의 디톡스 | 몸 안의 독소를 없애는 일 | 가 일어나 장관점막 청소를 시작하기 때문이다. 글리코영양소 섭취 후 개인차가 나타나는 것은 대부분 이 장관점막에 개인차가 있기 때문인 것으로 알려져 있다.

♥글리코영양소는 이런 변화를 가져온다

실제로 글리코영양소를 섭취하는 사람들이 실감하는 신체의 변화를 살펴보자. 그리고 우리 클리닉의 글리코영양소연구실 담당자가 환자들에게서 들은 이야기도 함께 정리했다.

항산화력이 향상된다

우리 클리닉에서는 혈중 활성산소를 측정하기 위해 산화스트레스도를 계속 측정하고 있는데, 글리코영양소를 섭취하면 확실히 항산화력이 상승한다. 세포가 활성화되고 항산화물질의 체내활용이 원활해지기 때문인 것으로 보인다.

냉증, 빈혈이 개선된다

손발뿐 아니라 항상 배도 심하게 찬 냉증이 개선된다. 냉증과 함께 빈혈이 있는 환자도 많은데 혈액검사 결과 빈혈 증상이 가벼워진 사람도 많았다.

알레르기성 질환이 완화된다

알레르기성 질환의 하나인 아토피성 피부염이 눈에 띄게 좋아진 사람이 있다.

감염증에 대한 저항력이 향상된다

감기에 자주 걸리던 사람이 복용 후 6개월~1년 동안 전혀 감기에 걸리지 않는 경우가 많았다. 바이러스에 대한 면역기능이 정상적으로 돌아왔기 때문인 것으로 추측된다.

체력이 증강된다

쉽게 피로를 느끼거나 지구력이 떨어지는 등의 체력 저하를 호소하던 사람들이 활력이 생겨 외출이 괴롭지 않고 활동적으로 변했다는 말을 한다.

변비가 해소된다

가장 먼저 나타나는 눈에 띄는 변화는 배변이다. 변비약을 몇 년 동안이나 복용하던 사람들이 대부분 개선됐다. 우리 몸에서 입구에서 출구까지 하나의 관으로 이어져 있는 것은 소화기관뿐이다. 경구로 섭취된 음식물은 식도, 위, 소장, 대장, 직장을 통과한 뒤 배출되는데 먹은 음식이 효과적으로 활용되고 있는지는 배변으로 알 수 있다. 장내세균의 균형이 잘 잡혀 있으면 변의 색은 예쁜 노란색을 띠고 악취가 나지 않는다. 구체적으로는 변의 색과 형태가 바나나 같고 냄새가 심하지 않다는 게 글리코영양소를 섭취한 거의 모든 사람의 일관된 의견이다. 그리고 장이 차서 설사로 고민하는 사람도 정상 변을 보게 되었다.

피부탄력이 좋아진다

모든 사람이 피부의 탄력이 좋아지고 칙칙함이 사라져 피부가 깨끗해졌다고 말한다. 눈 밑에 생기는 다크서클이 사라지거나 피부 처짐이 눈에 안 띄게 됐다는 사람도 많다. 화장을 하지 않고 맨 얼굴로 다닐 수 있게 됐다는 말도 자주 듣는다.

♥글리코영양소와 불임 치료의 임상례

불임 치료를 받고 임신에 성공하기 위해서는 질 좋은 난자가 배란되도록 해야 한다. 난자와 수정란의 질은 체외수정 때 관찰하고 평가할 수 있다. 우리 클리닉에서는 반드시 환자들에게 채란한 난자의 사진을 보여준다. 배아 이식 때는 수정란 사진도 보여준다.

치료내용을 정확하게 공개한다는 의미도 있지만, 무엇보다 치료를 받는 사람이 자신의 치료 과정을 이해하도록 하기 위해서이다. 글리코영양소를 섭취하는 환자의 경우에는 확실히 난자와 수정란의 질이 향상되는데, 이를 환자는 사진으로 확인할 수 있다.

글리코영양소와 채란된 난자

글리코영양소를 섭취하면 채란할 때 난자의 질이 향상되고 채란 수가 증가하는 등의 변화를 관찰할 수 있다. 30대, 특히 34세 이하의 젊은 여성들은 빠르면 1~2개월만에 효과가 나타나는 경우도 있다. 30대 후반부터 난소기능이 저하되기 시작하고 40세 이상이 되면 난소자극법에 반응해 난포를 키우는 힘이 크게 저하된다. 난소기능을 알아보는 방법으로는 혈액검사에 의한 호르몬측정이 있는데, 난소기능이 저하되면 FSH|난포자극호르몬|의 수치가 높아진다. FSH의 이상적인 수치는 8mIU/㎖|IU는 국제단위| 이하이고 적어도 10mIU/㎖이하가 안 되면 채란이 어려우며 채란이 되더라도 수정능력이 있는 질 좋은 난자를 확보하기 어렵다.

40대가 되면 FSH가 30mIU/㎖이상으로 높은 수치를 나타내는 경우도 많지만 글리코영양소를 섭취하면 FSH가 낮아져 채란이 가능해지는 사람들을 많이 볼 수 있다. 그리고 글리코영양소는 자궁내막의 개선에도 효과가 있다는 인상을 받는다. 난소기능의 저하는 자궁에도 영향을 미친다. 극단적인 예로는 자궁내막이 증식기의 변화를 거의 보이지 않고 생리 주기에 따라서는 배아이식을 포기해야 하는 경우가 있다. 특히 이러한 현상은 40세 이상에서 현저한데, 초음파검사와 혈중 호르몬 농도검사만 두고 봤을 때 글리코영양소를 섭취하는 사람은 황체기의 자궁내막이 착상하기 좋게 변화한다는 것을 알 수 있다.

글리코영양소 섭취 전후의 수정란의 차이

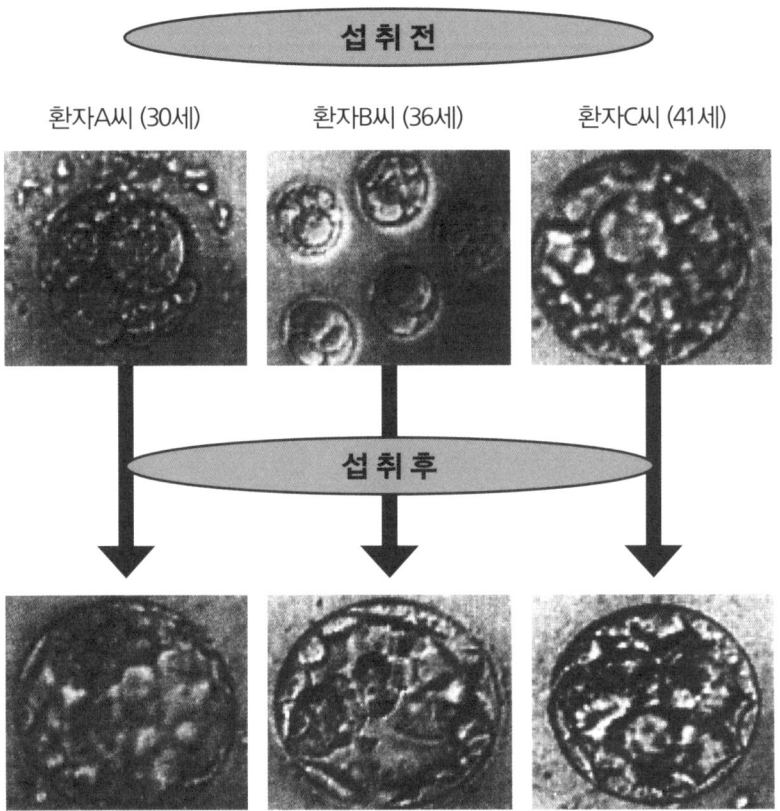

글리코영양소 섭취와 임신 성공률

대 상	30명 (평균연령 37세)
임 신	16명 (임신율 53%, 단 이중 5명 유산)
임신지속례	11명 (체외수정 9명, 자연임신 2명) 임신지속율 37%

*체외수정과 정자직접주입술로 임신하지 못한 사람들이 대상. 체외수정으로 임신한 사람 중 최고령은 44세이며 자연임신으로 임신한 사람 중 최고령은 38세. 모두 글리코영양소를 3개월 이상 섭취. 증례는 적지만 난소기능 저하가 우려되는 연령층에서 임신지속율이 37%로 나타난 것은 상당히 좋은 성적이며 만혼이 많은 요즘 크게 기대 되는 결과라 할 수 있다.

♥ 글리코영양소와 남성불임

정자의 수정능력이 낮아 생기는 남성불임의 경우는 정자가 자력으로 난자에 진입해야 하는 체외수정에 의한 수정은 어렵고 난자세포질 내에 정자를 인위적으로 주입하는 정자직접주입술을 시술받아야 한다. 그런데 필자의 경험으로는 아내와 함께 적극적으로 글리코영양소를 섭취한 남성의 경우 확실히 수정능력이 높아졌다는 인상을 받는다.

당질영양소 섭취 후 정자직접주입술 | ICSI | 에 성공한 예

남편의 정액소견이 나쁘고 특히 정상정자율이 낮은 기형정자증

때문에 두 번의 정자직접주입술 시술을 실시했으나 임신이 불가능했던 여성이 있었다. 이 여성은 이전부터 글리코영양소를 섭취하고 있었고 채란 당시 20개 전후의 난자를 채취할 수 있었다. 모두 40개 전후의 난자에 정자직접주입술을 시술했는데 수정란이 하나도 생기지 않아 그 여성은 상당히 낙담했다. 두 번의 정자직접주입술에 실패한 후 남편은 적극적으로 글리코영양소를 섭취하기 시작했고 세 번째 정자직접주입술 시술에서 드디어 임신했다. 솔직히 말하면 필자도 깜짝 놀랐다. 정자직접주입술에 두 번 연속 실패한 상태에서 그 부부에게 앞으로 치료를 통해 임신하는 것은 어려운 것이라고 말한 상태였다.

무정자증이 개선된 예

36세의 남성이 있었다. 사정된 정액 속에 정자가 한 마리도 없는 무정자증의 남성이었다. 그래서 일단 비뇨기과에서 정밀검사를 받도록 한 다음 정소 내의 정자ㅣ완성 직전의 정자ㅣ를 이용한 정자직접주입술을 준비하고 있었다. 그러던 어느 날 검사에서 정자가 한 마리 발견됐다. 치료내용에 특별한 변화가 없기 때문에 평소와 달라진 점이 있느냐고 물었더니 아내만 복용을 하던 글리코영양소를 자신도 함께 먹기 시작했다는 것이었다. 보통 여성들은 건강식품에 적극적인 데 반해 남성들은 소극적인 경향이 있는데 글리코영양소는 가능한 부부가 함께 복용해야 한다.

체험담 **제가 임신할 수 있었던 것은 글리코영양소 덕분입니다**
S씨(37세)

　미마산부인과에서 받은 네 번째 체외수정 시술로 남녀 쌍둥이를 임신했습니다. 충분히 행복합니다. 말로 표현할 수 없을 만큼 행복합니다. 이 행복은 다 글리코영양소 덕분입니다. 열심히 복용한 글리코영양소가 이 행복을 제게 가져다주었다고 믿고 있습니다.

　저는 결혼하기 전인 서른 한 살 때 자궁내막증 진단을 받았습니다. 그래서 호르몬치료를 받았는데 결혼 후 임신이 잘 되지 않아 복강경 검사를 받았더니 4기인 중증내막증이라는 진단이 나와 수술을 받았습니다. 수술 후 6개월이 지나 체외수정을 받아 보라는 말을 듣고 소개받은 의료기관에서 1년 동안 세 번에 걸쳐 체외수정 시술을 받았습니다. 그런데 결과는 모두 실패였습니다. 그래서 어떻게 할까 고민하다 체외수정은 신선배아 이식 l 채란한 주기에 배아이식을 하는 것 l 보다 냉동배아 이식이 임신성공률이 높다는 말을 듣고 수정란 냉동기술을 보유하고 있는 미마산부인과로 옮겼습니다.

　처음부터 글리코영양소를 복용하라는 말을 듣고 반신반의하면서 먹기 시작했습니다. 처음 3개월 동안 두 번의 체외수정 시술을 받았지만, 결과는 좋지 않았습니다. 그때 글리코영양소연구실 담당자분께서 "빠뜨리지 않고 하루에 두 번 드시고 계십니까?"라고 물으셨습니다. 그런데 저는 그때 하루에 한 번밖에 먹지 않았습니다. 크게 반성하고 하루 두 번 빼놓지 않고 복용하면서 두 번째 냉동배아 이식으로 임신하게 됐습니다. 병원의 지시대로 글리코영양소를 하루에 두 번 복용하기 시작한 지 6개월만의 일입니다.

솔직히 말하면 예감 같은 것이 있었습니다. 글리코영양소를 빠뜨리지 않고 먹은 지 4개월이 지나 채란을 했을 때 난자 7개 모두 질이 좋은 상태였고 수정란 7개 중 6개의 질도 좋았습니다. 36세의 나이에 상태도 좋지 않았던 제가 임신할 수 있었던 것은 다 글리코영양소 덕분입니다.

글리코영양소를 복용하기 시작하면서 처음에 느낀 신체의 변화는 배변이 좋아졌다는 것이었습니다. 장이 젊어지면 글리코영양소의 흡수도 좋아집니다. 예전부터 식생활에는 신경을 쓰는 편이었지만 글리코영양소를 복용하면서부터 몸이 영양을 점점 더 잘 흡수하고 있다는 느낌이 들었습니다. 어려운 기술이 필요한 불임 치료는 의사 선생님들께 의지하는 수밖에 없지만, 치료를 받는 자신의 몸을 좋은 상태로 유지하는 것은 불임 치료를 받는 당사자의 몫입니다. 무엇보다 중요한 것은 몸을 좋은 상태로 유지하는 것입니다.

【닥터 미마의 코멘트】

　냉동배아 이식은 채란주기에 배아이식을 실시하는 신선배아 이식에 비해 착상율 | 임신율 | 이 높다. 채란을 전제로 배란유발 시술을 받아 피로해진 난소를 쉬게 하고 자궁내막을 조정할 수 있는 시간을 가질 수 있기 때문인 것으로 보인다.

　그런데 S씨가 우리 클리닉에서 검진을 받았을 때는 35세였다. 개인차는 있지만 35세를 고비로 여성의 난소기능은 저하되기 시작한다. S 씨 역시 한시가 급하다는 절박한 표정으로 우리 클리닉을 찾았다. 환자뿐 아니라 치료에 임하는 우리도 서둘러야 한다는 생각에는 이견 없이 바로 치료를 시작했다. 우리 클리닉에서는 특히 나이가 많은 환자들에게 적극적으로 글리코영양소의 섭취를 권하고 있다.

　글리코영양소의 장점은 몸의 기초가 되는 세포에 활력을 불어넣는다는 것인데, 글리코영양소를 섭취하려면 평소의 식생활을 크게 개선해야 한다. 음식이 몸을 만든다는 것을 강하게 실감하게 되는 대목이다. 아기의 씨앗인 난자는 자신의 몸의 일부이고 그래서 자신이 먹는 영양이 건강한 난자를 만든다는 것을 새삼 깨닫게 된다. 글리코영양소 섭취를 계기로 운동 부족이었던 사람이 적극적으로 운동을 하는 등 생활 전반을 바꾸게 되는 것도 좋은 결과를 가져오는 요인이 되는 것 같다.

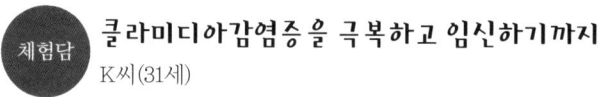

클라미디아감염증을 극복하고 임신하기까지
K씨(31세)

　제가 그렇게 기다리던 임신을 하게 된 것은 제 나이 서른에 미마산 부인과에서 처음으로 정자직접주입술을 받고서입니다. 그런데 거기까지의 과정은 길고 힘들었습니다. 가장 큰 난관은 클라미디아감염증이었습니다. 복통과 배뇨통, 그리고 자주 소변을 봐야 하는 것 때문에 고민하다 우울증 증상까지 보이게 되었습니다. 병원 네 곳을 돌며 그 많은 검사를 받았지만 참기 힘든 복통이 클라미디아감염증에 의한 만성골반내감염증 때문이라는 사실을 알지 못했습니다.

　"우울증 치료부터 하고 불임 치료에 들어가도록 하죠", "복통 치료 후 불임 치료를 시작해도 늦지 않습니다"라는 말만 들어야 했습니다. 하루라도 빨리 임신을 희망하는 제 마음과는 동떨어진 말만 계속 들었던 것입니다. 그리고 클라미디아감염증에 걸린 것에 대한 배려 없는 말에도 상당히 상처받았습니다.
　"클라미디아는 성교를 통해서만 전염됩니다"
　의학적으로는 그럴지 모르겠습니다만 클라미디아감염증이 STD |성감염증| 의 일종이라는 사실조차 몰랐던 저에게는 큰 충격이었습니다. 한 간호사한테는 "감염될 만한 행동을 하셨습니까?"라는 말까지 들었습니다. 정말 무례한 사람이라고 생각했습니다. 처음 미마산 부인과를 찾았을 때 저는 원장선생님과 다른 스태프분들에게 그때까지 힘들었던 경험을 다 털어놓았습니다.
　"몸이 허약해져 있을 때는 면역력도 떨어져서 옮기 쉽습니다"

이런 마음이 담긴 미마산부인과 스태프의 말을 듣고 가슴이 찡했습니다. 저는 우울증과 복통을 치료하고 임신을 하고 싶다는 저의 모든 희망을 털어놓았습니다. 저의 우울증을 이해해 주시고 복통의 원인을 찾아주신 미마선생님께 감사드립니다. 그리고 매달리는 심정으로 글리코영양소를 먹기 시작했습니다. '모든 몸의 안 좋은 곳은 다 고칠 수 있지 않을까? 감기에 잘 걸리는 체질도 바뀌지 않을까? 무엇보다 난소기능이 저하되다 결국 완전히 정지해 버릴 것 같은 상황을 막아주지는 않을까?' 하는 기대가 있었습니다. 그리고 드디어 임신에 성공했습니다.

클라미디아감염증은 현재 젊은 여성들 사이에서 많이 번지고 있다고 들었습니다. 여성들은 감염되더라도 특별한 증상이 없기 때문에 모르고 치료를 받지 못하는 사이 증상이 심각해지고, 유산이나 조산, 불임증이 되서야 비로소 알게 되는 경우가 많다고 합니다. 저처럼 먼 길을 돌아가고 계신 분들이 조금이라도 줄었으면 합니다. 그런 바람을 가지고 저의 경험을 이렇게 써 봅니다.

● 저는 어느 날 첫 임신이 유산된 것도, 그 후 오랫동안 복통에 시달리며 임신이 되지 않았던 것도 클라미디아감염증에 의한 골반내감염 때문이라는 진단을 받았습니다. 그리고 클라미디아감염증은 성교를 통해서만 옮는다는 사실도 알게 됐습니다. 남편은 산부인과 검사에서 양성으로 나왔는데 비뇨기과에서 검진을 받았을 때는 확실하게 진단이 내려지지 않았습니다. 왜 그런 걸까요?
"나는 잘못한 거 없어. 다 당신 탓이야!"
저는 이렇게 남편을 다그쳤습니다. 지금도 '언제지? 어쩌다 감염된 거지?'라는 생각이 머리에서 떠나지 않아 괴롭습니다. 그리고 증상이 더 진행되기 전에 빨리 진단을 받지 못했다는 사실 때문에 지금도 화가 나서 견딜 수가 없습니다.

● 결혼한 지 4년 후에 임신이 됐습니다. 그런데 안타깝게도 임신 9주 만에 유산되고 말았습니다. 유산에 대한 처치를 두 번 받았습니다. 만약 그때 클라미디아 검사를 했더라면 알 수 있지 않았을까요?

● 생각해 보면 임신 전부터 방광염 증상이 있었습니다. 피곤할 때 하복부가 조금 아팠습니다. 그런데 배 전체가 아니고 좌우 어느 한쪽이 뻐근한 정도였기 때문에 별로 신경 쓰지 않았습니다. 지금 생각해 보면 그것도 클라미디아 증상이었던 것 같습니다.

● 유산 후 복통이 낫지 않아 다른 병원을 찾았습니다. 그 병원에서 검사를 받고 나서야 클라미디아에 감염되었다는 사실을 알게 되었습니다. 게다가 이전에 다녔던 병원에서 통수검사를 받았다고 말하자 간호사는 "그래서 난관까지 퍼졌군요"라고 말했습니다. 만일 그게 사실이라면 불임을 치료하기 위해 필요한 통수검사로 인해 불임증이 더 심화되었다는 이야기가 됩니다. 정말 분통이 터집니다.

클라미디아 감염증은 10~20대 여성들 사이에서 급증하고 있다고 합니다. 남의 일이라고 생각하지 말고 뭔가 이상하다고 느껴지면 꼭 빨리 검사를 받으세요.

【닥터 미마의 코멘트】

클라미디아감염증은 STD｜성감염증｜이다. 그런 의미에서 S 씨가 병원에서 들은 이야기는 잘못된 것은 아니지만 환자에 대한 친절한 설명과 배려는 부족하지 않았나 하는 생각이 든다. 클라미디아에 감염됐다는 것은 본인에게는 매우 충격적인 사실이다. 그런 정신 상태에 배려해 추궁하듯 말하지 말고 아픈 마음을 헤아려 가며 임신에 대한 희망을 품게 해야 한다.

우리 클리닉에서는 이 환자에게 첫 단계부터 체외수정을 제안했다. 클라미디아감염증은 난관의 통과성 장애를 일으킬 수 있기 때문에 이런 경우에는 타이밍법이나 인공수정으로 임신하기 어렵다. 그리고 정신적으로 상당히 쫓기고 있던 K씨의 마음을 치료하기 위한 카운슬링을 실시했다. 정신적으로 편안하고 안심하게 되면 여성의 난소는 치료에 매우 잘 반응하기 때문이다. 그리고 몸 전체의 자연치유력 활성화와 면역기능 활성화를 촉진시키기 위해 글리코영양소의 복용을 권유했다. K씨는 우리 클리닉에서 한 번의 체외수정｜정자직접주입｜으로 임신에 성공했고 현재는 둘째를 임신하기 위해 노력하고 있다.

다음은 클라미디아감염증에 대해 살펴보자.

●클라미디아감염증 검사에는 항원검사와 항체검사가 있다. 항원검사는 자궁경관 표층을 채취해 클라미디아를 검출해내는 방법이다. 항체검사는 혈액 속에 클라미디아에 대한 항체｜면역반응물질｜

가 있는지 알아보는 검사이다. 항체에는 IgG항체와 IgA항체가 있다. IgG항체가 양성일 경우는 과거에 감염됐다는 것을 의미하고, IgA항체가 양성일 경우는 현재 클라미디아가 활동성임을 의미한다.

● 항원검사나 혈액검사에서 IgA항체가 양성으로 나타나면 클라미디아에 효과적인 항생제로 치료한다. 클라미디아감염증은 핑퐁감염이라고 해서 남녀가 서로 옮기게 되어 있기 때문에 부부가 반드시 같이 치료를 받아야 한다. 치료 시기를 놓치면 만성이 되어 치료가 어려워진다.

● 과거에 감염되었는지를 알 수 있는 IgG항체가 양성으로 나타나더라도 감염시기는 알아내기 어렵다. 여성은 자궁경관에서 난관, 복강ㅣ복막ㅣ으로 감염이 진행되는 경우도 적지 않다. 난관으로 감염됐는지 알아보기 위해서는 내시경으로 난관을 봐야 정확한 진단을 할 수 있다. 이 때문에 감염 후 시간이 지나면서 자궁경관→난관→복강→골반 내 또는 방광으로 염증이 진행되는 경우가 많다.
남성도 요도에서 전립선, 정낭선, 정소상체로 감염이 확산되는 경우가 있다.

● 여성은 증상이 나타나지 않는 경우가 많고, 증상이 있더라도 냉의 양이 조금 많아지거나 배가 조금 아프거나 또는 소량의 부정출혈이 있는 정도이기 때문에, 감염사실을 알지 못한 채 지내는 경우가 많다. 만성골반내감염증의 경우 하복부의 불쾌감이나 냉 때문에 고민하다 원인도 모른 채 노이로제에 걸리는 사람도 있다. 남성들에게는 주로 배뇨통이나 분비물 등 요도염 증상이 나타나지만, 여성과 마찬

가지로 증상이 나타나지 않는 경우도 있다. 그리고 남성들은 자연스럽게 완치되는 경우도 있고 요도분비물이나 항체검사에서 음성으로 나타나는 경우도 있다.

● 통수검사나 통기검사는 난관에 액체 또는 기체를 주입해 통과성을 보는 검사이다. 세균 등에 의해 감염됐을 경우 검사과정에서 세균이 난관으로 퍼질 수 있기 때문에 사전에 감염 여부를 확인해야 한다.

● 클라미디아감염증은 방치하면 난관성 불임이 될 수 있을 뿐 아니라 임신이 되더라도 드물기는 하지만 유산이나, 조산, 또는 자궁외 임신이 될 가능성이 있는 중대한 병이다. 그런데 앞으로 임신을 해야 할 10~20대 여성들 사이에서 감염이 확산되고 있다. K씨가 용기를 내어 당부히고 있듯이 젊은 여싱들은 꼭 클라미디아감염증에 대한 올바른 지식을 가지고 있어야 한다.

중증의 자궁내막증을 앓고 있지만 글리코영양소에 기대를 걸어 봅니다 H씨(30세)

18세에 자궁내막증 진단을 받은 후 지금까지 줄곧 이 병과 싸우고 있습니다. 때로는 뱃속을 불쏘시개로 마구 휘젓는 것 같은 심한 생리통과 요통, 두통, 구토……. 이 때문에 내시경 수술에 개복수술, 수술 후 유착……. 스무살 때는 병원에서, "아기는 99% 불가능할 겁니다. 그러나 임신 가능성이 제로는 아니니 결혼하고 싶은 상대가 있으면 빨리 결혼하세요."라는 말을 들었습니다. 그리고 스물 셋에 결혼. 그 이후 정말 다양한 불임 치료를 받았습니다.

저는 아직도 임신에 대한 꿈을 버리지 않았습니다. 미마산부인과로 옮긴 지 1년. 글리코영양소를 먹으면서 몸은 확실히 변화하기 시작했습니다. 무엇보다 난자의 질이 좋아졌습니다. 얼마 전에는 난자가 7개나 채란 되었습니다. 그중 6개는 수정되어 배반포까지 자랐습니다. 미마산부인과에서 한 번 냉동배아 이식을 받았는데 안타깝게도 임신에 실패했습니다. 하지만 아직 저희 부부의 '아기'는 배양실에서 조용히 자고 있습니다. 다음 배아이식 때는 임신이 될지도 모르겠습니다.

글리코영양소를 섭취한 뒤부터 제 몸에는 이런 변화들이 생겼습니다.

●무엇보다 내막증 증상들이 많이 사라졌습니다.

●편도선이 붓는 일이 없어졌습니다. 전에는 한 달에 한 번은 편도선이 부어 침도 삼키기 힘들 정도였는데, 글리코영양소를 먹기 시작하면서부터는 지금까지 네 번 부었고 그 이후로는 전혀 붓지 않았습니다.

●냉증이 사라졌습니다. 손발이 항상 찼고 배는 만지면 서늘하다고 느낄 정도로 찼습니다. 지금은 손이 찬 증상이 많이 좋아졌습니다.

●심한 구내염 | 口內炎 | 을 반복적으로 앓았는데 그것도 지금은 사라졌습니다.

몸의 컨디션이 좋아진 것도 기쁘지만 더 기쁜 것은 글리코영양소 연구실 덕분에 친구가 많이 생긴 것입니다. 지금까지는 '왜 나만 이런 고생을 해야 하는 거야?'라며 낙담하고 정신적으로 쫓기는 기분이 들어 자꾸 입을 다물게 되고 불임 치료 사실을 감추기에 급급했습니다. 그런데 지금은 표현을 많이 하게 되었고 또 많이 웃게 되었습니다. 그리고 밝게 내일에 대한 희망을 이야기할 수 있게 되었습니다.

지금까지의 이런 고생이 없었더라면 생명의 귀중함에 대해 이렇게까지 생각하지 않았을 것입니다. 그리고 언젠가 삼신할머니가 아기를 점지해 주시리라 믿습니다.

【닥터 미마의 코멘트】

　H씨는 열여덟 살에 자궁내막증 진단을 받았는데 이렇게 10대 후반에 내막증이 생기는 경우는 결코 드문 일이 아니다. 초경 시작하고 몇 년 동안은 생리통이 심해도 이상할 것이 없다는 잘못된 생각과 젊은 미혼 여성들이 산부인과를 꺼리는 경향으로 인해 발견이 늦어지는 경우가 많다.
　내막증의 원인은 아직 밝혀지지 않았다. 여러 설이 있는데 가장 유력한 것은 생체항상성 | 生體恒常性, 생물로서의 생체조절기능 | 의 시스템이 제대로 돌아가지 않기 때문이라는 설이다. 실제로 면역기능을 포함한 생체항상성이 제대로 기능하지 않는 여성들에게서 내막증이 발병하고 있다. 그리고 항알레르기제를 복용하면 세포 차원에서 내막증이 조금 호전된다는 결과를 바탕으로 내막증의 원인은 알레르기반응이라는 연구결과도 나와 있다.

　다행히 H씨는 내막증 증상이 진행되지 않고 | 이 연령대는 생리 때마다 증상이 진행되는 것이 보통이다 | 진정된 이유 중 하나가 글리코영양소이다. 그 근거는 글리코영양소가 생체항상성 유지에 깊이 관여하고 있다는 점이다. 그리고 알레르기성 질환에 대한 글리코영양소의 유용성에 대해서는 이미 과학적으로 증명됐다.
　글리코영양소연구의 1인자인 빌 매커네리 박사는 다음과 같이 말하고 있다.

　"……중략……. 만약 이들 당 | 주-당쇄를 형성하는 여덟 종류의 글리코영양소 | 이 그렇게까지 중요하다면 세포는 어디서 이들 당을 얻는 것일

까? 이들 당 성분을 만들기 위해 몸은 어떤 원료를 사용하고 있는 것일까?

사람의 몸이 필요로 하는 탄수화물을 태양 에너지를 이용해 만들어 내는 것은 식물뿐이다. 다시 말해 사람이 섭취하는 식물은 당화합물의 당 부분을 구성할 때 중요한 재료가 된다. 그리고 이 당 부분은 좋은 건강상태를 유지하는 데 있어 상당히 중요한 역할을 한다. 건강한 몸은 식물의 탄수화물을 분해해 저분자의 당으로 재구축한 다음 세포의 정확한 정보전달에 필요한 당화합물을 만들어내어 스스로의 양호한 건강상태를 유지한다"

우리 클리닉의 '글리코영양소연구실'은 불임이라는 공통의 고민을 안고 있는 환자들이 자유롭게 모이는 장소이다. 아무에게도 털어놓지 못했던 고민들을 마음을 열고 털어놓다 보면 H씨처럼 밝고 적극적으로 변하는 경우가 많다.

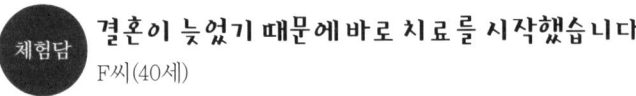

결혼이 늦었기 때문에 바로 치료를 시작했습니다
F씨(40세)

저는 서른여덟에 결혼했습니다. 아직 젊다면 결혼하고 나서 1~2년 정도는 기다려도 괜찮겠지만, 저는 40대가 되면 자연임신의 가능성이 낮아진다는 말을 듣고 결혼한 지 6개월만에 검진을 받았습니다. 저는 의료업계에 종사하는 언니한테 많은 조언을 들었기 때문에 나이가 얼마나 장애가 될 수 있는지 냉정하게 판단할 수 있었습니다. 기본적인 불임증 검사를 받아 본 결과 결정적으로 불임이 될만한 소견은 발견되지 않았지만, 나이 때문에 난소기능이 저하된 상태였습니다. 난소기능을 판단할 수 있는 기준은 혈액검사 결과 나오는 FSH |난포자극호르몬| 수치입니다. 저는 검사 결과 나이 때문에 자연임신이 어렵다는 소견이 나와 체외수정을 하게 되었습니다.

다음은 1년 반 동안 5번에 걸친 체외수정의 결과입니다. |이 가운데 몇 번은 남편의 정액검사 결과가 나빠 정자직접주입술을 시술받았습니다|

● 첫 번째, 난자가 세 개 채란 되었습니다. 이 중 하나는 미성숙난자였지만 나머지 두 개는 성숙난자였기 때문에 체외수정을 할 수 있었습니다. 그런데 수정란은 됐으나 성장상태가 나빠 겨우 한 개만 자랐고 그마저도 시간이 지나면 성장이 멈출 우려가 있다고 해서 신선배아이식을 받았습니다만 임신까지 가지는 못했습니다.

● 두 번째, 난자가 네 개 채란 되었습니다만 난자의 질이 좋지 못해 두 개는 수정되지 못하고 나머지 두 개만 수정이 됐는데 성장이 멈춰 배아이식이 불가능했습니다. 이때부터 글리코영양소를 복용하기 시작했습니다.

● 세 번째, 난자가 두 개 채란 되었습니다. 난자의 질도 좋고 수정 후 발육상태도 좋았습니다만 임신은 되지 않았습니다.

● 네 번째, 난자가 두 개 채란 되었습니다. 난자의 질이 좋았고 두 개 모두 수정란으로 자라 ㅣ이 중 하나는 조금 상태가 좋지 않았습니다ㅣ 두 개 모두 배아이식을 했지만 안타깝게도 실패했습니다.

● 다섯 번째, 난자가 세 개 채란 되었습니다. 세 개 모두 수정란이 되었습니다. ㅣ한 개는 양호, 한 개는 중간, 한 개는 상태가 좋지 잃았습니다ㅣ

난자의 질이 좋지 않으면 채란이 되어도 수정이 되지 않는 경우가 적지 않습니다. 그리고 수정이 되더라도 자라지 않기 때문에 배양 5일째의 배반포를 얻을 수 없습니다. 그래도 글리코영양소를 복용하면서부터는 확실히 난자의 질이 좋아졌습니다. 수정란이 될 확률도 높아졌고 배반포까지 자라게 되었습니다. 결혼한 지 2년, 드디어 40대가 되었습니다만 포기하지 않고 다음을 기대해 봅니다.

【닥터 미마의 코멘트】

　F씨는 의료업계에 종사하는 언니 덕분에 나이가 장애가 된다는 사실을 잘 이해하고 있었다. 일찍 체외수정을 받았던 것도 의학적인 지식을 갖고 있었기 때문일 것이다.
　체외수정의 구체적인 내용에 대해 복습해 보자.
　● 채란 …… 난소에서 난자를 채취하는 것을 말한다. 나이가 많은 여성은 난자가 성숙되지 못해 채란이 불가능한 경우가 있다.
　● 매정ㅣ媒精ㅣ …… 채란한 난자에 정자를 수정시키는 것을 말하는데 진정한 수정은 난자와 정자 양쪽의 세포가 융합되는 것을 의미한다. 노화된 난자세포는 정자세포와 융합되기 어렵다.
　● 수정란의 발육 …… 수정란은 자궁 내 환경과 비슷한 배양기 속에서 자라게 되는데 난자의 질이 좋지 않을 경우 수정란이 되어도 발육이 잘 되지 않아 분할이 진행되지 않는 경우가 있다.

　그리고 F씨가 지적했듯이 난소기능을 알아보는 검사는 혈중 FSH 농도이다. FSH는 뇌하수체에서 분비되는 난포자극호르몬으로, 이름에서도 알 수 있듯이 난소의 기능을 촉진시키는 기능이 있다. 기능이 저하된 난소에는 더 열심히 움직이라고 대량의 FSH를 분비한다. 즉 FSH 수치로 난소기능ㅣ난자의 발육 상태ㅣ를 알 수 있다.
　FSH는 이상적으로는 8mIU/㎖, 높아도 10 이하면 난포의 정상적인 발육을 기대할 수 있다. 그러나 30대 후반부터는 수치가 20~30이 나오는 사람도 적지 않다. 우리 클리닉의 글리코영양소연구실 조사에 따르면 글리코영양소를 섭취하고 나서 FSH 수치가 낮아진 사람들이 다수 있다.

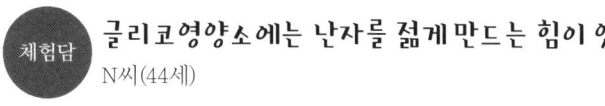

체험담 글리코영양소에는 난자를 젊게 만드는 힘이 있습니다
N씨(44세)

저는 평소 건강보조식품에는 흥미가 없었습니다. 그런데 글리코영양소는 나름대로 공부를 해 보고 도움이 될 거라는 판단이 서기 때문에 먹기 시작했습니다. 저는 마흔 살에 불임 치료를 시작했는데 나이때문에 임신이 어려울 수도 있다는 것은 충분히 잘 알고 있었습니다. 불임의 원인이 있다면 하나하나 치료를 통해 없애가야 합니다. 저에게는 글리코영양소로 조금이라도 불임증이 개선되리라는 기대가 있었습니다.

복용 후 가장 큰 변화는 질 좋은 난자를 얻을 수 있게 되었다는 점과 난소낭종이 완치되었다는 점, 그리고 자궁근종이 작아졌다는 점입니다. 이와 같은 변화를 경험했으니 글리코영양소의 효능을 믿지 않을 수 없었습니다. 저는 상당히 꼼꼼한 성격이라 모든 것을 기록해 두었습니다. 지금부터 글리코영양소가 가져다준 변화를 순서대로 소개하겠습니다.

● 글리코영양소를 먹기 시작하자 오랫동안 저를 괴롭혀 왔던 성인형 아토피성 피부염의 증상이 다시 나타나기 시작했습니다. 그리고 2~3주가 지나자 가려움증이 가라앉더니 증상이 더 이상 나타나지 않았습니다. 그동안의 증상은 명현현상이 아니었나 싶습니다.

● 장내 환경이 좋아지고 있다는 것을 배변을 통해 실감할 수 있었습니다. 배변횟수가 늘었습니다. 무엇보다 변화가 컸던 것은 변의 색깔이었습니다. 검은색에서 탄 갈색, 갈색으로 변하더니 6개월이 지나자 바나나색에 가까운 노란색으로 변이 바뀌었고 지금도 계속 같은 색의 변을 보고 있습니다.

● 한때는 악성일 가능성도 있다며 정밀검사를 권유받았던 난소의 부종이 가라앉았습니다. 글리코영양소를 먹는 동안 아토피성 피부염과 배변에서 변화를 경험했기 때문에 당분간 계속 먹으면서 경과를 지켜봐야겠다고 생각했습니다. 그 결과 악성을 의심케 하는 지표인 혈액검사의 수치가 정상치로 돌아왔고 주치의 선생님께서도 더 이상 난소낭종이 커질 염려는 없다는 진단을 내려 주셨습니다.

● 자궁근종이 작아졌습니다. 나이로 볼 때 근종이 그냥 작아지는 경우는 없을 것이라고 생각합니다. 오히려 커지는 것이 보통이겠지요. 저는 근종이 작아진 것이 글리코영양소 덕분이라고 생각합니다.

● 글리코영양소를 먹기 전에는 배아이식을 할 수 있는 난자의 수가 적었습니다. 난소가 충분히 제 기능을 하지 못했기 때문이라고 생각합니다. 그런데 글리코영양소를 먹기 시작하면서 질 좋은 난자를 채란할 수 있게 되었습니다. 그것이 수정란이 되고 자궁에 착상이 되었습니다. 난소가 제대로 기능하기 시작했기 때문이라고 생각합니다.

40대가 된 지금까지 아기가 생기지 않아 정말 많이 힘들었습니다. 시부모님과 형제들이 모인 자리에서 시아버님께서 "왜 우리 집에는 손자가 없는 거야?"라고 하신 말씀은 제 가슴에 비수가 되어 꽂혔습니다. 저도 '왜 하필 나지?'라는 생각에 괴로워했습니다. 정말 왜 저일까요?

하지만 저처럼 문제가 많을수록 큰 변화가 생길 것 같은 느낌이 듭니다. 미마 선생님께는 죄송한 말씀이지만 지금은 자연임신이 가능할지도 모른다는 기대까지 생겼습니다. 지금까지 시술받은 체외수정은 안타깝게도 성공하지 못했습니다. 하지만 체력이 닿는 한 언젠가 제 아기가 생기는 그날을 위해 계속 도전할 생각입니다.

【닥터 미마의 코멘트】

　불임 치료는 하루가 다르게 발전하고 있지만, 도저히 넘을 수 없는 벽이 있다. 그것은 여성의 나이이다. 서른다섯 이상, 특히 40대가 된 여성의 난소기능은 저하되어 수정 가능한 난자가 자라지 않는다.
　물론 다양한 연구가 진행되면서 고도불임 치료의 기술이 속속 발표되고 있다. 예를 들면 '난자의 핵이식'이 그것인데, 노화가 진행된 난자의 세포질을 젊은 여성의 세포질과 바꾸면 수정능력이 높아진다는 사실이 밝혀졌다. | 핵 이식의 경우 난자의 유전자정보는 자신의 것이다. 즉 남편의 정자와 체외수정해서 얻은 수정란은 100% 부부의 유전자를 갖게 된다 |

　그런데 필자는 글리코영양소에 큰 기대를 걸고 있다.
　N씨는 상당히 논리적인 사람이었다. 필자가 글리코영양소를 권하자 논리적으로 조목조목 질문해 왔다. 결국, 그녀는 건강보조식품이기도 하고 건강보조식품이 아니기도 한 글리코영양소에 대해 확실하게 이해하게 되었다.

　글리코영양소가 글리코영양소에 관여한다는 것이 중요하다. 세포가 세포로서 본래의 기능을 하기 위해서는 세포 간 커뮤니케이션이 필수적이다. 다세포생물인 인간은 세포 간 대화가 제대로 이루어지지 않으면 건강유지는 물론 자연치유력을 기대할 수 없다. N씨가 '난소가 제대로 기능하기 시작했다'고 느끼는 데는 글리코영양소가 한 몫 한 것은 분명할 것이다.

만혼이 많아지는 요즘 글리코영양소는 임신을 포기하란 말을 들어 온 여성들에게 분명 희소식이 아닐 수 없다.

임신하고 싶을 때
읽는 책

제 5 장

불임증 검사와 치료

Chapter 1_
불임증 검사란?

제5장 / 불임증 검사와 치료

Chapter 1_불임증 검사란?

불임 부부 열 쌍이 있으면 불임원인도 열 가지가 있다. 그렇기 때문에 부부에 따라 다른 불임의 원인을 찾아 적절한 치료법을 선택하는 것이 임신으로 가는 지름길이다.

♠여성 검사

예를 들어 자궁난관조영검사는 임신 가능성이 없는 생리 직후에 실시한다. 호르몬을 알아보는 혈액검사는 보통 저온기와 고온기에 실시한다. 이처럼 생리 주기에 맞춰 검사를 하기 때문에 모든 검사가 끝날 때까지는 보통 한두 달 정도 걸린다.

기초체온표 평가

기초체온표 평가는 검사는 아니지만, 난소기능을 판단할 수 있는 중요한 자료이다. 기초체온표를 작성하는 사람은 병원에 갈 때 반드시 지참한다. 체온이 이상성이 되고 있는지 | 배란 여부 확인 |, 고온기가 지속되고 안정되어 있는지 | 황체기능이 좋은지 여부 확인, 나쁠 경우 황체기능부전임 | 등을 진단한다. 그러나 파열되지 않은 난포의 황체화 | LUF | 의 경우 기초체온표는 고온기가 있는 이상성이 되기 때문에 실제로는 무배란이라도 배란이 된 것처럼 보인다. 의사의 입장에서 보면 기초체온표는 중요한 정보원이기는 하지만 참고자료 수준이라고도 말할 수 있다. 그러나 타이밍법을 비롯한 불임 치료를 받을 때는 정확한 생리기록이 기본이 된다. 검사뿐 아니라 치료를 위해서라도 기초체온표는 계속 측정한다.

【시기를 맞춰 실시해야 하는 검사】

▶호르몬 검사

일반적으로 생기주기 전반의 난포기와 후반의 황체기에 혈액검사를 실시해 혈중 호르몬의 농도를 측정한다. FSH ㅣ난포자극호르몬ㅣ, LH ㅣ황체형성호르몬ㅣ, E_2 ㅣ에스트로겐ㅣ, P_4 ㅣ프로게스테론ㅣ, PRL ㅣ프로락틴ㅣ 와 필요한 경우 테스토스테론ㅣ남성호르몬ㅣ을 검사한다.

난소기능이 저하되면 FSH의 분비량이 증가한다. 난소가 자극에 반응하지 않아 에스트로겐이 제대로 분비되지 않기 때문에 점점 FSH를 분비해 움직이라고 난소의 엉덩이를 두드리는 것이다.

불임검사 때 혈액검사를 통해 FSH의 양을 측정하는 것은 난소기능을 알아보기 위한 것이다.

▶자궁난관조영검사

자궁 속에 조영제를 주입해 실시하는 엑스레이 검사이다. 자궁 안쪽의 모양과 양쪽의 난관이 좁아져 있는지 또는 닫혀 있는지 등을 알 수 있다. 엑스레이 검사이기 때문에 임신 가능성이 없는 생리직후에 실시한다. 이 검사는 난관에 가볍게 압력을 가하게 되는데 그 결과 난관협착이 고쳐져 검사 후 임신이 되는 경우도 있다. 이처럼 검사가 치료를 겸하는 경우가 있다는 것이 불임검사의 큰 특징이다. ㅣ난관통기, 통수검사도 마찬가지이다ㅣ

▶초음파검사

산부인과의 청진기라고 불릴 만큼 필수적인 검사이다. 경질초음파검사는 초음파가 나오는 기구를 질 내로 삽입해 체내에서 반사돼 돌아오는 초음파가 만드는 화상을 관찰하는 검사이다. 자궁이나 난소, 난관의 모양이나 크기, 자궁근종, 자궁내막증, 난소낭종, 다낭포성난소증후군ㅣPCOSㅣ의 유무 등을 알 수 있다. 그리고 난소 내의 난포 수나 크기를 측정할 수 있어 배란시기도 정확하게 예측할 수 있다.

▶휴너테스트ㅣHuhner Test, 성교 후 검사ㅣ

배란기에 성생활을 한 후 경관점액을 채취해 활동성이 있는 정자가 어느 정도 있는지 검사한다. 남성의 조정기능, 여성의 경관점액의 상태, 정자와 경관점액의 궁합 등을 알 수 있다. 그리고 의사가 배란시기를 정확히 예측해 성생활을 갖도록 하는 것이기 때문에 타이밍법을 겸한다. 실제로 휴너테스트으로 임신하는 사람도 있다.

▶난소예비능검사

나이가 많거나 난소기능 저하가 의심되는 경우에 실시한다. 난소자극에 따른 효과를 예측하는 검사이다.

【아무 때나 할 수 있는 검사】

▶자궁암 검사

자궁경부암의 유무를 검사한다. 성교 경험이 있는 여성들은 10~20대라 하더라도 자궁경부암에 걸릴 위험성이 있기 때문에 반드시 받아야 하는 검사이다.

불임 검사

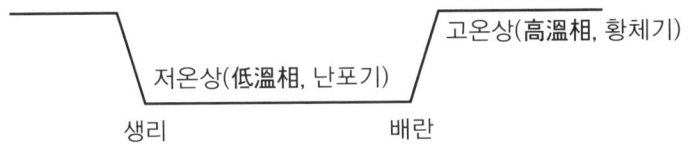

● 생리주기 모식도 ●

✱ 1. 시기를 맞춰 실시해야 하는 검사

항목	목적	검사시기
1. 호르몬부하검사	내분비상태 파악	생리 3~5일째
2. 자궁난관조영검사	난관, 자궁의 병변 유무	생리종료 후~배란 전
3. 초음파검사(난포 측정)	난소의 상태, 난포의 발육	저온기 중
4. 성교 후 검사 (휴너테스트)	정자와 경관점액의 상태 정자와 경관점액의 궁합	배란 전후
5. 호르몬검사 (E_2/프로게스테론)	황체기능 등	황체기 중기
6. 자궁초음파조영 (자궁내막병변이 의심될 경우)	자궁내막병변의 유무	고온기 전기
7. 난소예비능검사 (고령, 난소기능저하의 경우)	난소자극에 따른 효과 예측	난포기

✱ 2. 아무 때나 할 수 있는 검사

항목	목적
1. 자궁암 검사	암의 유무
2. 질 내 세균배양 검사	세균감염의 유무
3. 클라미디아 검사	클라미디아감염증, 염증
4. 점액 검사	남성인자
5. 항정자항체 검사 (의심될 경우)	면역성수정장애
6. 간염 등 감염증 검사	B형간염바이러스 감염 등

▶질 내 세균배양 검사

세균감염 여부를 검사한다. 약독균 | 弱毒菌 | 에 의한 염증이 자궁, 난관으로 퍼져 만성골반내 감염증으로 발전하면 불임이 될 수 있다.

▶클라미디아감염증 검사

자궁경관의 분비물을 알아보는 검사 | 항원검사 | 와 혈액검사 | 항체검사 | 가 있다. 항원검사가 양성일 경우는 비교적 최근에 감염된 것이고 항체검사가 양성이면 과거에 감염된 것이다.

필요할 경우에는 난관에 미칠 영향에 대해 검사하는 경우도 있다.

▶항정자항체검사

혈액검사이다. 개중에는 정자에 대해 면역반응을 일으켜 항정자항체를 만드는 여성들이 있기 때문에 그 유무를 검사한다.

▶간염 등의 감염증 검사

B형 간염 바이러스의 감염 여부 등을 검사한다.

정상 정액 기준치 (WHO/1999년)

정 액 양	2.0㎖ 이상
pH	7.2 이상
정 자 농 도	2000만/㎖ 이상
운 동 율	전진운동정자가 50% 이상 또는 고속직진운동 정다가 25% 이상
정상정자율	14% 이상

*정자농도가 기준치 미만일 경우를 정자부족증, 운동정자가 기준치에 못미치는 경우를 정자무력증, 정상정자율이 기준치에 미치지 못할 경우를 기형정자증이라 한다. 그리고 정액 속에 정자가 없는 경우는 무정자증, 정액이 사정되지 않는 경우를 무정액증이라고 한다.

♠ 남성 검사

정액검사

남성의 조정기능을 알아보는 검사로 필수적인 검사이다. 정액 속에 들어 있는 정자의 수나 운동성, 기형율 등을 검사한다. 정액검사는 원칙적으로 병원 내 |채정실| 에서 채취한 정액을 검사한다. 정자수는 몸의 컨디션에 따라서도 변화하기 때문에 여러 번 검사를 반복한다. 보통 산부인과라도 불임 치료전문병원일 경우 정액검사는 언제든 받을 수 있다. 그러나 조정기능이 약한 남성의 약 3분의 1에서 정색정맥류가 나타나는 것으로 알려져 있다. 필요할 경우 비뇨기과에서 정밀한 검사를 받도록 한다.

Chapter 2_
불임 치료법이란?

제5장 / 불임증 검사와 치료

Chapter 2_불임 치료법이란?

불임 치료법은 날로 발전하고 있다. 예를 들어 초음파검사기기의 정도가 높아져 난소 내 난포를 자세히 관찰할 수 있게 되었다. 지금까지는 기초체온표와 호르몬의 혈액검사에 의존해 배란을 예측해 왔지만, 초음파검사로 난포의 크기를 측정할 수 있게 됨에 따라 정확한 배란시기를 알 수 있게 되었다. 이렇게 임신이 잘 되는 성교 타이밍을 맞추기 쉬워지면서 의사가 지도하는 타이밍법으로 임신에 성공하는 부부들이 많아졌다.

그리고 예전에는 임신이 불가능했던 원인도 많이 극복되고 있다. 예를 들어 무정자증인 남성들은 아기를 갖는 것이 불가능했다. 그러나 지금은 사정정액 속에 정자가 없어도 정소 속에서 아직 완성되지 않은 정자를 채취해 정자직접주입술을 시술하면 임신할 수 있다. 이렇게 진보된 치료의 혜택을 적극적으로 누리기를 바란다.

♠ 불임원인에 따른 치료

불임의 원인을 찾아 그 원인에 맞는 치료법을 선택해야 한다. 그러나 불임의 원인은 부부마다 다 다르다. 단순하게 원인이 하나인 경우는 많지 않고 여러 가지의 원인이 중복되어 있는 경우가 많다. 그렇기 때문에 각각의 부부에게 맞는 치료법을 섬세하게 선택해야 한다. 불임 치료가 맞춤형이라는 말이 나오는 것도 다 이 때문이다.

예를 들어 여성은 배란이 잘 안 되고 남성에게는 정자수가 적은 조정기능장애가 있다고 치자. 이럴 경우에는 여성은 배란촉진제나 한약을 써서 배란을 촉진시키는 치료를 실시하고, 남성도 호르몬제나 한약으로 조정기능을 높이는 치료를 하면서 타이밍법이나 인공수정, 때로는 체외수정이나 정자직접주입술을 실시한다.

불임 치료는 배란장애와 같은 기초적인 불임원인을 개선하는 기초적 치료와 타이밍법이나 인공수정, 체외수정 등을 함께 실시해야 한다. 참고로 타이밍법이나 인공수정은 일반불임 치료라고 하고 체외수정이나 정자직접주입술은 보조생식술ㅣART ㅣ이라고 한다.

♠ 여성의 기초적 치료법

【배란장애 치료법】

배란장애에는 배란촉진제를 쓴다. 그런데 배란장애에는 호르몬 이상, 난소기능 저하, 다낭포성난소증후군ㅣPCOSㅣ, 파열되지 않은 난포의 황체화ㅣLUFㅣ, 고프로락틴혈증 등과 같은 다양한 원인이 있다. 그래서 예를 들어 고프로락틴혈증일 경우에는 프로락틴의 분비를 억제하는 약과 배란촉진제를 함께 쓰는 등 원인에 따라 치료법도 달라진다.

▶배란촉진제를 이용한 치료

배란촉진제에는 내복약과 주사가 있는데 시상하부, 뇌하수체, 난소 중 어디에 배란장애의 원인이 있느냐에 따라 쓰이는 배란촉진제의 종류가 달라진다. 그리고 체외수정 시 필요에 따라 배란을 컨트롤

하는 인공주기법을 실시할 때는 자연배란을 억제할 목적으로 GnRH 아날로그나 GnRH 길항제를 함께 쓰면서 배란촉진제를 사용한다. | 161, 187페이지 참조 |

▶**카우프만요법**

30대 후반부터 40대는 난소기능저하가 배란장애의 원인이 되는 경우가 있기 때문에 에스트로겐과 프로게스테론의 작용을 하는 내복약을 함께 사용하는 카우프만요법을 실시한다. 뇌하수체에서 과잉 분비되는 FSH | 난포자극호르몬 | 를 억제해 난소기능을 젊게 만드는 치료법이다.

칼 럼 　배란촉진에 쓰이는 약

★ 클로미펜 | 내복약/제품명 : 크로미드, 페미론 등 |

배란촉진제로서는 상당히 대중적인 약으로 배란장애치료제 중 우선적으로 선택되는 약이다. 내복약이기 때문에 주사제처럼 통원할 필요가 없다는 편리성이 있다.

클로미펜은 hMG처럼 직접 작용하는 호르몬제는 아니다. 에스트로겐 | 난포호르몬 | 이 난소에서 나온다는 정보를 차단해 뇌하수체가 에스트로겐이 부족한 것으로 착각하게 만들어 FSH | 난포자극호르몬 | 을 분비시킨다. 결과적으로 배란이 촉진된다. 클로미펜과 같은 작용을 하는 내복약으로는 세키소비트가 있는데 배란촉진효과는 클로미펜보다 낮다.

★ hMG제제 | 주사제/제품명 : 휴메곤, 퍼고그린, HMG 후지 등 |

hMG는 고나도트로핀 | 성선자극호르몬 | 과 같은 작용을 하는 호르몬제이다. 직접 뇌하수체에 작용해 FSH | 난포자극호르몬 | 의 분비량을 늘려 난소 내의 난포, 즉 난자를 발육시키고 성숙시킨다.

★ FSH제제 | 주사제/제품명 : 페르티놈P, 포릴몬 등 |

이름에서 알 수 있듯이 뇌하수체에서 분비되는 FSH | 난포자극호르몬 | 와 같은 작용을 하는 호르몬제로 난소에 작용해 난포를 발육시키고 성숙시킨다.

★ 리콤비넌트FSH | 주사제/제품명 : 포리스팀 |

리콤비넌트는 유전자조작형제제를 말한다. hMG제제, FSH제제는 모두 폐경기 부인뇨를 원료로 하는데, 이런 인뇨를 원료로 한 FSH제제에 비하면 협잡단백질이 적어 100% 순수하며 투여량에 따라 균일한 효과를 기대할 수 있다는 장점이 있다.

【고프로락틴혈증 치료법】

프로락틱의 분비량을 억제하는 약을 내복한다. 그리고 배란촉진제를 함께 쓸 때도 있다. 검사결과 뇌하수체에 프로락틴분비종양이 있을 경우에도 원칙적으로 프로락티의 분비를 억제하는 약물요법이 중심이 된다. 종양적출수술을 할 때도 있는데 그런 경우는 매우 드물다.

【다낭포성난소증후군 | PCOS | 치료법】

다낭포성난소증후군의 치료법에는 수술요법과 약물요법이 있는데, 수술요법은 단독으로 실시하지 않고 약물요법과 함께 시행한다. 쓰이는 약은 배란촉진제, 부신피질호르몬제 외에 최근에는 당뇨병 치료 약인 메트포르민도 사용된다.

【파열되지 않은 난포의 황체화 | LUF | 치료법】

다낭포성난소증후군이 원인일 경우에는 다낭포성난소증후군 치료를 실시한다. 그러나 파열되지 않은 난포의 황체화는 다낭포성난소증후군이 아닌 경우에도 일어난다. 주로 배란촉진제로 치료하는데 증상이 개선되지 않을 경우에는 체외수정을 해야 한다.

【황체기능부전 치료법】

▶원인질환 치료

고프로락틴혈증이나 다낭포성난소증후군이 원인일 경우에는 이들 병을 개선하는 치료를 실시한다.

▶황체호르몬보충요법

황체호르몬을 보충해 자궁내막이 두껍고 부드러워지도록 돕는 치료법이다. 기초체온이 고온이 됐을 때 황체호르몬을 투여한다. | 내복과 주사가 있다 |

▶hCG | 인체융모성성선자극호르몬 | 요법

배란기와 황체기에 hCG를 주사한다. 배란 후 일어나는 난포의 황체화를 도와 황체가 충분히 활동할 수 있도록 돕는 치료법이다.

【난관인자 치료법】
▶체외수정

불임의 원인이 난관 하나일 경우는 체외수정으로 임신에 성공할 확률이 높기 때문에 최근에는 체외수정이 가장 우선된다. 자궁내막증으로 난관이 유착됐을 경우나 난관채가 난자를 낚아채지 못하는 장애가 원인으로 의심될 경우에도 체외수정을 실시한다.

▶통기법, 통수법

난관이 좁아졌을 경우에는 압력을 가하면서 기체나 액체를 통과시키는 통기법과 통수법으로 난관이 뚫리는 경우가 있다. 그리고 자궁난관조영검사도 압력을 가하면서 조영제를 주입하기 때문에 협착이 개선되는 경우가 있다.

▶수술요법

완전히 폐쇄된 경우는 수술로 그 부위를 절제하고 정상적인 부분을 봉합하는 방법도 있다ㅣ난관형성술ㅣ. 그러나 현미경 하에서 실시하는 가는 난관수술은 어려우며 다시 폐쇄되는 경우도 있다.

【자궁인자 치료법】

▶자궁기형

기형의 종류나 정도에 따라 필요한 경우 수술로 치료한다.

▶자궁근종

자궁근종이 생긴 위치나 크기에 따라 근종이 임신에 미치는 영향이 달라지지만, 실제로 근종이 불임의 결정적인 원인이 되는 경우는 그다지 많지 않다. 단 검사 결과 근종이 확실히 임신하는 데 방해가 되고 있을 때는 근종의 혹만 떼어내고 자궁은 그대로 남겨두는 수술ㅣ주로 내시경수술/개복수술이 아니기 때문에 상처부위도 작고 수술 후 회복도 빠르다는 장점이 있다ㅣ을 실시하는 경우가 있다. 그리고 나이가 많아 시간이 별로 없는 환자의 경우 수술 후 피임기간을 가져야 하는 수술치료보다 임신을 위한 치료를 먼저 받도록 하는 경우가 있다. 실제로 자궁근종 수가 많은 사람이 임신해 출산하는 경우가 적지 않다.

▶자궁내막증

증상을 완화시키는 치료법으로는 위폐경ㅣ僞閉經ㅣ, 위임신ㅣ僞姙娠ㅣ요법ㅣ호르몬제를 이용 가짜로 폐경 또는 임신 상태로 만드는 것ㅣ, 필요법, 내시경수술ㅣ난소 내 출혈을 씻고, 유착을 푼다ㅣ, 항알레르기제요법 등이 있다. 그런데 불임 치료의 목적은 하루라도 빨리 임신하는 데 있다. 매달 생리를 반복하는 성 성숙기에 있는 자궁내막증 환자들은 생리할 때마다 불임증상이 심해지고 게다가 위폐경이나 위임신요법 등을 쓰게 되면 배란과 생리가 멈춰 그 기간은 임신할 수 없게 된다. 이유야 어찌되었든 이런 상황은 불임 치료의 목적과는 모순되는 일이다. 그래서 이럴 경우 임신을 하루라도 앞당기기 위해 체외수정을 우선적으로 선택하게 된다. 난소 내의 초콜릿낭포 부분에서는 배란이 잘 되지 않지만 정상적인 부분에서는 난자가 자라기 때문에 여기서 난자를 채취해 체외수정을 한다. 내막증 증상의 정도에 따라 다르지만, 체외수정에 의한 임신율은 기대할 만한 성공률을 보이고 있다.

【경관인자 치료법】
▶경관점액 이상

경관점액 이상의 원인이 에스트로겐 분비 부족에 있을 경우는 에스트로겐을 보충히는 호르몬요법을 실시한다. 그리고 감염이 의심될 경우는 원인균을 찾아 치료한다. 최근에 늘고 있는 클라미디아감염증에 대해서는 클라미디아에 효과적인 항생물질로 치료한다. 정자가 자궁경관을 통과하지 않아도 되게끔 정자를 직접 자궁 안으로 주입하는 인공수정을 실시하는 경우도 있다.

▶항정자항체

항정자항체가 있으면 정자가 부동화되어 자궁경관 안쪽에 있는 자궁이나 난관으로 진입할 수 없기 때문에 난관에서 수정되기 어렵다. 이렇게 불임의 원인이 항정자항체라는 것이 밝혀지면 처음부터 체외수정으로 치료한다.

♠ 남성의 기초적 치료법

남성불임 원인의 대부분은 조정기능장애이다. 조정기능장애 개선에는 호르몬요법이나 한약요법이 쓰이는데 즉효성은 기대하기 어렵다. 그런데 정자가 조금이라도 있으면 인공수정 | AIH | 나 정자직접주입술 | ICSI | 이 가능하기 때문에 남성불임의 경우 인공수정이나 정자직접주입술이 첫 번째 선택지가 된다.

그리고 ED의 경우에는 비아그라 | 발기부전 치료제 | 를 처방하고 정신적인 ED의 경우에는 카운슬링을 실시하기도 있다. 또한 정색정맥류의 경우는 수술요법을 실시하는 경우도 있고 대부분은 비뇨기과와 연계해 치료를 진행한다.

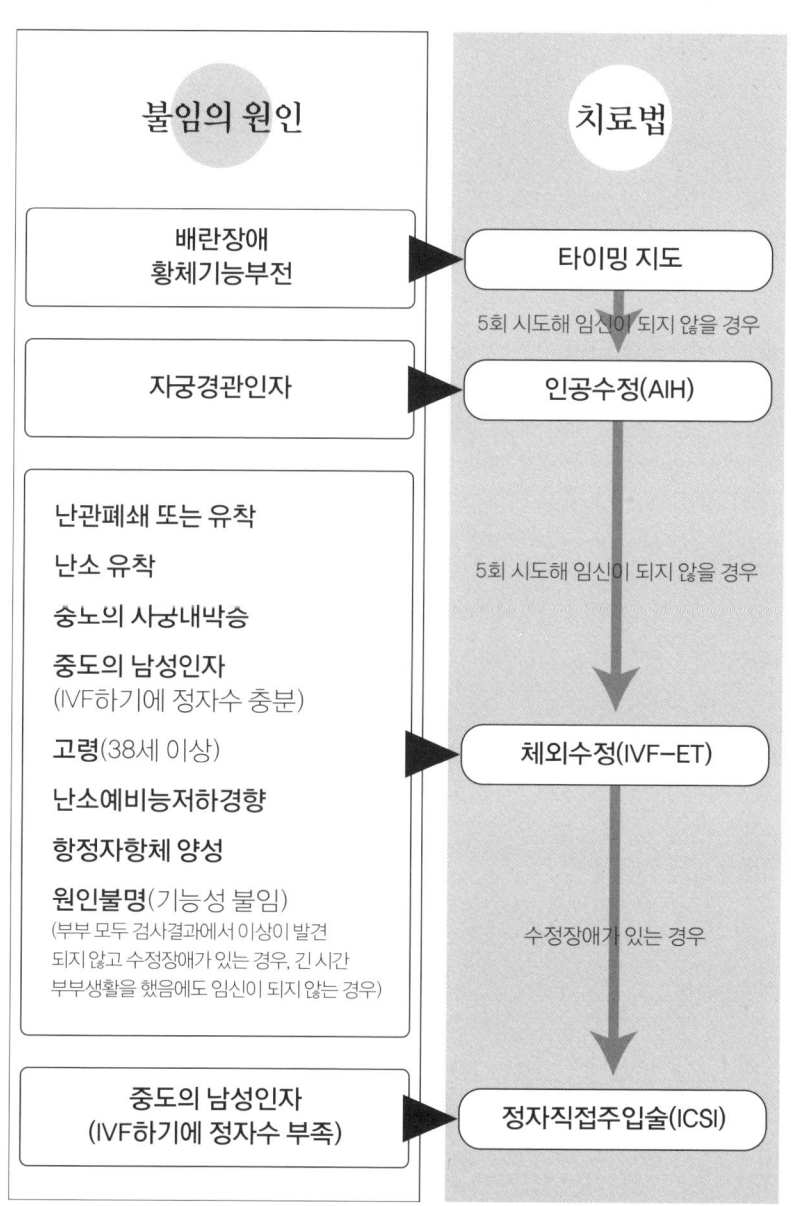

♠ 일반치료와 보조생식술 | ART |

일반치료에는 타이밍법과 인공수정이 있는데 이는 체내에서의 자연수정을 돕는 방법이다. 이에 반해 보조생식술 | ART | 은 체외에서 정자와 난자를 수정시키는 방법이다. 정자가 일정 수 있으면 체외에서의 자연수정 | 체외수정 | 을 기대할 수 있지만, 정자의 조건이 나쁠 경우에는 정자직접주입술을 시술하게 된다.

일반치료 - 타이밍법

배란된 난자의 수명은 약 18~24시간인 것으로 알려져 있다. 이 시간 동안 정자가 수정되지 않으면 임신은 불가능하다. 그래서 기초체온이나 혈액검사를 통한 호르몬검사, 초음파 검사 | 난포의 크기를 측정하면 배란일을 알 수 있다 | 등으로 배란일을 정확하게 예측해 성교의 타이밍을 지도한다. 이 치료법에서 가장 중요한 것은 두말할 것도 없이 배란일을 정확하게 예측하는 것이다. 배란은 자연스러운 생리 주기 | 자연주기법 | 외에 인공적으로 배란일을 정하는 경우도 있다. | 인공주기법 |

일반치료 - 인공수정 | AIH |

성생활에 의존하지 않고 배우자의 정자를 직접 자궁 안으로 주입해 체내에서의 자연수정을 기대하는 방법이다. 정자 수가 적은 조정기능장애가 대상인데 경관점액 이상으로 정자가 자궁 안으로 들어가기 어려운 경우에도 시술된다. 인공수정은 정자를 세정, 농축해 정상 형태의 정자를 일정 수 확보한 다음 배란일을 정확하게 예측해 배란일에 맞춰 실시한다.

보조생식술 - 체외수정 | IVF-ET |

난자를 채란해 배양액 속에서 배우자의 정자와 수정시킨 다음 배양한 배아 | 수정란 | 을 자궁 안으로 넣고 | 배아 이식 | 착상을 기다리는 방법이다. 여기서 중요한 것은 여러 개의 성숙한 난자를 채란하기 위해 적절한 난소자극법을 선택해야 한다는 것과 정자와 난자의 적절한 관리, 수정란의 배양기술이다.

보조생식술-정자직접주입술 | ICSI |

체외수정 시 수정률이 낮거나 배우자의 정자가 너무 적을 경우 정자직접주입술을 시술한다. ICSI | 익시/난자세포질내 정자직접주입술 | 는 머리카락보다 가는 유리바늘을 이용해 난자의 세포질 안에 정자를 넣는 방법이다. 난자 하나에 정자 하나면 가능한 시술이기 때문에 중증의 남성불임에도 효과적인 시술법이다.

정자직접주입술은 현미경 하에서 실시되는 정밀한 조작이기 때문에 극히 숙련된 기술을 요한다. 따라서 배아 배양사의 기술이 정자직접주입술의 결과를 좌우한다.

보조생식술-냉동배아 이식

채란을 실시한 생리 주기에 배아이식을 하는 것을 신선배아 이식이라고 한다. 이에 반해 수정란을 일단 냉동 보존했다가 적절한 시기에 해동시켜 자궁에 이식하는 것이 냉동배아 이식라고 한다.

인공수정 (AIH)

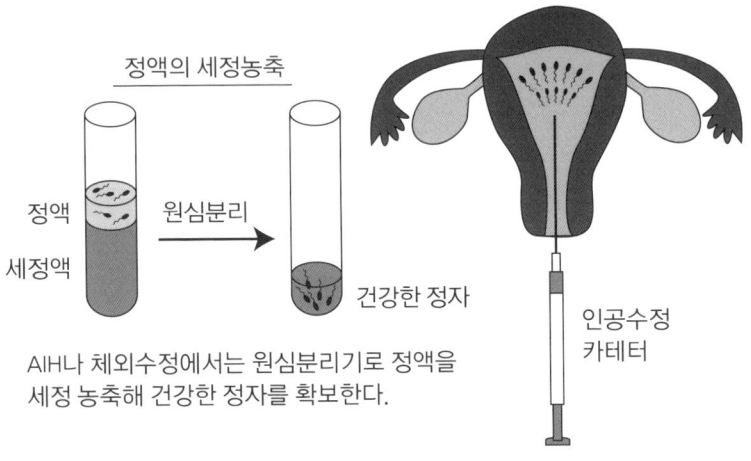

AIH나 체외수정에서는 원심분리기로 정액을 세정 농축해 건강한 정자를 확보한다.

체외수정 - 배아 이식 (IVF-ET)

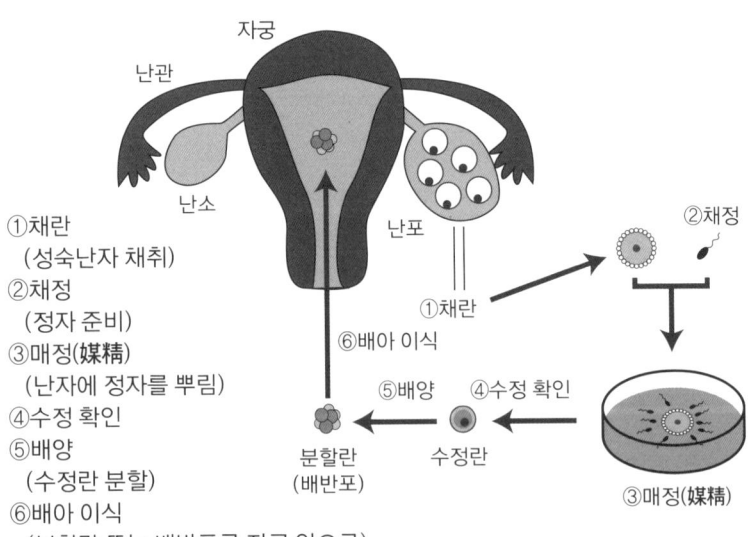

①채란
  (성숙난자 채취)
②채정
  (정자 준비)
③매정(媒精)
  (난자에 정자를 뿌림)
④수정 확인
⑤배양
  (수정란 분할)
⑥배아 이식
  (분할란 또는 배반포를 자궁 안으로)

✳ ✳ ✳ ✳ 정자직접주입술 (ICSI) ✳ ✳ ✳ ✳

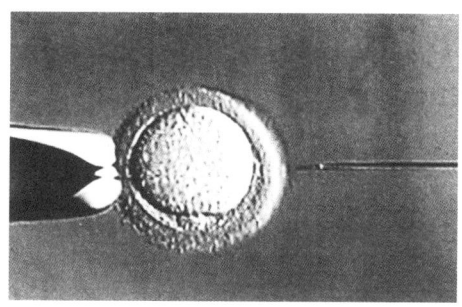

중앙이 난자, 난자 왼쪽에 있는 것이 난자를 고정하는 고정용 피펫, 난자 오른쪽에 있는 것이 마이크로 피펫으로 안에는 정자가 한 마리 들어 있다. 마이크로 피펫이 난자 바깥쪽에 있는 투명대와 위란강(역주;난자세포와 투명대 사이의 공간)을 통과해 세포질까지 들어갔을 때 정자가 주입된다. 이 정자와 난자가 수정되어 배아로 자란다.

【냉동배아 이식의 장점】

▶신선배아 이식에 따른 난소과자극증후군 | OHSS | 를 방지할 수 있다

체외수정의 경우 채란 시 많은 난자를 얻기 위해 배란유발을 실시한다. 난소를 직접 자극하고 난포를 만드는 호르몬제를 쓰기 때문에 난소과자극증후군이 생기는 경우가 있다.

신선배아 이식 | 채란한 생리 주기에 배아를 이식하는 것 | 의 경우 배아가 hCG | 인체융모성성선자극호르몬 | 를 분비하기 때문에 난소를 더 강하게 자극해 과자극증상이 심해질 우려가 있다. 수정란을 냉동하면 신선배아 이식을 피할 수 있다.

▶생리의 자연주기에 맞춰 배아이식을 할 수 있다

자궁내막은 생리의 자연주기 때 착상이 잘 되는 것으로 알려져 있다. 그렇기 때문에 채란한 생리 주기가 아닌 다른 자연주기에 배아이식을 하는 것이 임신율이 높아질 가능성이 있다.

▶잉여배아를 냉동 보존할 수 있다

수정란이 많이 생겼을 때 잉여배아를 냉동 보존해 두면 난소자극과 채란이라는 과정을 생략할 수 있어 여성의 신체적인 부담과 경제적인 부담을 줄일 수 있다.

▶배아이식을 한 번에 한 개씩 여러 번 반복할 수 있다

일본에서는 다태임신을 막기 위해 배아이식을 할 때 자궁 내에 이식할 수 있는 배아 수를 한 번에 3개 이내로 제한할 것을 강력히 권유하고 있다. |일본산과부인과학회| 자연임신과 마찬가지로 수정란|배반포|을 한 개만 자궁 내에 이식해 임신하는 것이 이상적이기 때문이다. 수정란을 냉동 보존하면 배아이식을 한 번에 한 개씩 여러 번 반복할 수 있다.

체험담 **과감하게 체외수정에 도전해 임신에 성공했습니다**
H씨

불임 치료를 받는 사람 중에 처음 찾은 병원에서 임신에 성공하는 사람은 별로 많지 않을 것입니다. 저도 병원을 옮겨 다니다 세 번째로 찾은 병원이 미마산부인과였습니다.

첫 임신은 자연임신이었습니다. 그런데 임신 7주째 초진을 받으러 갔다가 유산된 사실을 알게 되었습니다. 담당 의사는 많은 사람이 경험하는 일이라고 했고 저도 다음에는 평범하게 임신할 수 있을 거라 기대했습니다. 하지만 그 후로 5년 동안 임신이 되지 않아 병원에서 검진을 받게 됐습니다.

배란이 잘 되지 않는 것이 원인이라고 해서 배란촉진제로 치료를 받으면서 인공수정 시술을 받았지만, 임신은 되지 않았습니다. 그 후 다낭포성난소증후군ㅣPCOSㅣ이 의심된다는 말을 듣고 복강경 검사를 받았는데 검사결과 자궁내막증이라는 진단이 내려졌습니다. 생리통이 심하고 구역질도 심했는데 그게 다 내막증의 증상이었던 것 같습니다. 1년 정도 생리를 멈추게 하는 치료를 받고 내막증이 어느 정도 치료됐을 때 다시 인공수정 시술을 받았는데 역시 실패였습니다. 나중에 체외수정밖에는 방법이 없다는 말을 들었지만, 왠지 내키지 않아 선뜻 결심할 수가 없었습니다. 체외수정은 마지막 수단입니다. 만일 체외수정으로도 임신하지 못하면 "이제 당신은 임신이 불가능합니다"라는 선고를 받을 것 같아 두려웠습니다.

그러던 어느 날 용기를 내서 미마산부인과에서 검진을 받게 되었습니다. 체외수정밖에 방법이 없다면 조금이라도 임신성공률이 높은 병원에서 시술을 받아야겠다고 생각했습니다. 체외수정에 대해 자세히 알지 못해 불안해하던 저희 부부에게 미마 선생님께서는 매우 친절하게 설명해 주셨습니다. 배란유발, 채란, 수정, 수정란의 발육, 배아이식까지 아주 상세한 설명을 들을 수 있었습니다. 무엇보다 체외수정을 선뜻 결정하지 못하는 저희 부부의 마음을 헤아려주신 것이 무엇보다 기뻤습니다. 그리고 여자에게는 나이라는 벽이 있기 때문에 체외수정을 하려면 하루라도 지체하지 말고 빨리하는 것이 좋다는 말씀도 해 주셨습니다.

첫 번째는 착상은 됐는데 유산되었습니다. 화학적 유산이었는데 다음 체외수정에는 아무 영향이 없다는 말씀을 듣고 한 달 후에 냉동 배아 이식을 받았습니다. 저희 동의 하에 두 개의 배아를 이식받았고 그중 한 개가 착상되었습니다. 임신 후 한동안 출혈이 있어 불안해서 견딜 수 없었지만 초음파 검사를 받아 보니 우리 아기의 심장이 열심히 움직이고 있었습니다.

'살아 있구나! 힘내!'

이렇게 기도를 계속했습니다.

'우리 아가, 건강한 거지?', '괜찮아? 아직 엄마 뱃속에 있는 거지?'

솔직히 말해 출산하는 날까지 불안감을 떨쳐 버릴 수 없었는데 우리 아기는 건강하게 태어나 주었습니다.

【닥터 미마의 코멘트】

　불임 치료의 목적은 두말할 것도 없이 아기를 점지받는 것이다. 그래서 자궁내막증의 경우 증상을 완화시키는 치료보다 임신을 위한 치료를 우선하게 된다. 특히 30대가 넘으면 시간과의 싸움이다. 호르몬제를 이용한 위폐경요법으로 생리를 중단시켜 임신할 수 없는 기간을 두는 치료법은 시간을 다투는 상황에서는 시간낭비가 될 수 있다. 그리고 자궁내막증의 경우 난자가 손상 받는 일이 적어 체외수정을 통한 임신성공률이 비교적 높다.

　이런 이유 때문에 치료를 시작한 지 얼마 안 된 상태에서 바로 체외수정을 권유하게 되는 경우가 많은데, 환자 입장에서는 체외수정에 거부반응을 느끼는 것도 어쩌면 당연할 것이다. 누구나 가능하면 타이밍법이나 인공수정으로 자연수정이 되기를 기대하는 마음이 있기 때문이다. H 씨 부부처럼 '체외수정은 마지막 수단이고 실패하면 그것으로 끝'이라고 생각하는 것도 충분히 이해할 수 있다.

　그러나 여러 번 강조하지만, 여성에게는 나이라는 장벽이 있다. 아기를 원한다면 하루라도 빨리 고도의 보조생식술에 도전해야 한다는 것이 불임 치료전문의들의 한결같은 의견이다. 그리고 원인에 따라서는 치료의 시작단계부터 체외수정, 정자직접주입술이 필요한 경우가 있다는 것도 알아 두어야 한다.

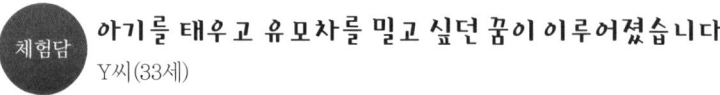

체험담 **아기를 태우고 유모차를 밀고 싶던 꿈이 이루어졌습니다**
Y씨(33세)

제 꿈은 아기를 유모차에 태우고 따뜻한 햇살을 맞으며 산책하는 것이었습니다. 그리고 아기를 안았다 업었다 하면서 걷고도 싶었습니다. 그런데 지금 그 꿈이 이루어졌습니다. 미마산부인과에서 치료를 받기를 정말 잘했다고 생각합니다.

저는 미마산부인과에서 검진을 받기 전 세 곳에서 치료를 받았습니다. 불임의 원인은 제 난관의 소통성이 나쁘고 남편의 정자가 적다는 것이었습니다. 그때 남편은 정자 수를 늘리는 한약도 쓰고 있었지만, 생각처럼 좋은 결과가 나오지 않아 인공수정을 받게 되었습니다. 그 후 정자의 상태가 나빠져 인공수정으로 임신하는 것은 무리라는 말을 들었지만, 저희 부부는 희망을 버리지 않았습니다. 인공수정 시술을 여덟 번 정도 받고도 임신이 되지 않아 저희 부부는 정자직접주입술을 받게 되었습니다.

정자직접주입술에서는 먼저 채란을 해야 하는데 그게 얼마나 고통스러웠는지 몸을 뒤트는 듯한 고통을 이를 악물고 참는데 눈물이 쏟아져 나올 정도였습니다. 그런 고통을 감수하면서까지 정자직접주입술 시술을 받았지만, 임신은 실패로 끝났고, 저는 이렇게까지 고통스럽다면 두 번 다시 받고 싶지 않다고 생각했습니다. 그래서 한동안은 자연임신을 기대하는 수밖에 없었습니다. 하지만 저희 부부에게 자연임신은 거의 불가능에 가까웠습니다.

마음이 흔들리기 시작할 무렵 지인으로부터 미마산부인과를 소개받았습니다. '이번이 마지막'이라는 각오로 용기를 내어 검진을 결심했습니다. 그런데 혈액검사 결과 난소가 기능을 멈추기 직전 상태라는 소견이 나왔습니다. 제 난소의 상태를 알게 된 것은 그때가 처음이었습니다. 그리고 "하루라도 빨리 치료를 시작합니다"라는 말을 들었습니다.

역시 미마산부인과에서도 정자직접주입술밖에는 방법이 없다는 말을 듣고 다시 고통스러운 채란을 해야 한다는 생각에 두려웠습니다. 그런데 이상하게도 이번에는 전혀 고통스럽지 않았습니다. 채란할 때 마취가 가능했던 것입니다.

게다가 난자를 10개나 채란할 수 있었고 그 10개가 전부 수정란이 되었습니다. 그런데 배아배양사로부터 그중 하나는 너무 미숙해 배양을 포기해야 할 것 같다는 말을 들었습니다. 그렇게까지 꼼꼼하게 설명해 주고 직접 확인시켜주는 것을 보고 감동했습니다. 나머지 9개 중 몇 개도 다른 병원 같으면 배양을 포기할 정도의 난자도 있었던 것으로 아는데 모두 질 좋은 수정란으로 자라주었습니다.

병원에 따라 이렇게 다를 수 있다는 것을 알고 정말 깜짝 놀랐습니다. 다른 병원에서는 상실배 | 桑實胚, 역주-뽕나무열매인 오디의 형상을 하고 있는 배아의 상태 | 나 배반포로 발육시키는 것이 그렇게 어려운데, 미마산부인과에서는 이렇게 간단히 발육시키는 것을 보고 놀라움과 기쁨을 감출 수 없었습니다.

그런데 난소가 부어올라 안타깝게도 신선배아 이식은 받을 수가 없어 냉동배아 이식을 받게 되었습니다. 병원에서 해동한 수정란의 사진을 보면서 "수정란의 상태가 좋습니다. 이 정도면 임신이 가능할 것 같습니다"라는 말을 듣고 얼마나 기뻤는지 모릅니다. 그리고 자궁내막을 살펴본 다음 "이제 됐습니다"라는 말을 들었을 때는 정말 자신감과 용기가 생겼습니다. 그리고 저는 정말로 임신을 했습니다.

지금까지의 여정은 솔직히 말해 정말 길었습니다. 남편이 별로 협력적이지 않아 원망을 한 적도 많았습니다. 남편은 인공수정 전날 밤이면 항상 술자리가 있어 정자 수가 더 적어질까 노심초사했습니다. 몸에 좋다는 마카 | 역주;페루의 고산식물 | 나 아연, 녹즙을 좀 사다 달라고 부탁했을 때 남편은 처음에 싫다는 말만 늘어놓았습니다.

그리고 저희 친정 부모님들께는 불임 치료를 받고 있다는 사실을 말씀드리고 경제적으로도 도움을 받았습니다. 그런데 시부모님들께는 말씀드리지 못했습니다. 의술의 힘을 빌어 인공적으로 임신하는 것에 대해 이해해 주실지도 불안했고, 또 무엇보다 치료 자체를 반대하시지나 않을까 걱정이 되었기 때문입니다. 그리고 남편한테는 부모님께 걱정을 끼치고 싶지 않다는 생각도 있었던 것 같습니다. 일반적으로 불임증은 여성에게만 원인이 있는 것으로 알려져 있습니다. 약 50%는 남성 쪽에 원인이 있는데도 대부분이 이런 사실을 모른다는 것은 정말 유감스러운 일입니다.

지금 생각해 보면 미마산부인과는 상당히 평온한 분위기의 병원이었던 것 같습니다. 원장선생님을 비롯한 병원 스태프분들이 정말 자기 일처럼 걱정해주시고 격려해 주십니다. 그 덕분에 저도 어느샌가 용기가 생겨서 '열심히 노력해야지', '앞으로 나아가야 해'라며 적극적으로 되어 갔습니다. 그리고 좋은 치료를 받을 수 있으리라는 믿음도 생겼습니다.

불임 치료를 받는 분들은 다 아시겠지만 '포기하는 것도 중요하다'는 생각도 합니다. 저도 여러 번 입양할까도 생각했습니다. 하지만 포기하기 전에 미마산부인과에서 상담을 받아 보십시오. 반드시 웃을 수 있는 날이 올 거라 믿으면서요.

【닥터 미마의 코멘트】

　불임 치료는 남성보다는 여성의 부담이 크다. 극단적으로 말해 남성은 정자만 준비하면 된다. 이에 반해 여성은 특히 체외수정의 경우 난소자극, 채란, 배아이식 등 남성의 몇 배에 달하는 부담을 감수해야만 한다. 그중에서도 '고통'은 치료에 대한 의욕을 반감시키기 때문에 불임 치료에서 고통은 큰 과제가 된다.

　불임 치료의 주인공은 환자다. 그렇기 때문에 환자에게는 자신이 받을 치료내용에 대해 알 권리가 있고 의료자는 정보를 공개해 환자와 공유해야 한다. 정신적인 지원도 중요하다. 불임증의 원인은 남녀 모두에게 있는데도 불구하고 아직까지도 여성에게만 원인이 있다고 생각하는 사람이 많다. 배우자가 협조적이지 않을 때 가족들의 이해까지 부족하면 여성은 심신 모두 지치게 되어 있다. 이런 마음의 짐을 덜어 주는 것 또한 불임 치료전문의의 중요한 임무라고 생각합니다. 스태프는 항상 환자의 마음을 깊이 헤아려 적극적으로 치료에 임할 수 있도록 진심으로 응원해야 한다.

　물론 불임 치료전문시설에서 제일 중요한 것은 의료의 내용이다. 체외수정, 정자직접주입술에서는 질 좋은 수정란으로 발육시키는 것이 중요하다. 좋은 조건으로 착상될 수 있도록 자궁내막을 다스리는 테크닉도 필요하다. Y씨는 우리 클리닉에서 검진을 받기 전에 몇 군데 병원에서 치료를 받은 경험이 있어 검사나 치료내용에 대해 상당히 많은 지식을 갖고 있었다. 그런 환자로부터 칭찬을 받는 것은 의사로서는 더할 나위 없는 행복이다.

임신하고 싶을 때
읽는 책

Q & A

불임 치료 Q&A

【일반불임치료】

Q 일반치료와 보조생식술 | ART | 은 어떻게 다른가요?

체내 | 난관 | 에서 자연수정이 되도록 돕는 치료법, 즉 타이밍법과 인공수정까지를 일반치료라고 생각하면 됩니다. 이에 반해 ART는 체외에서 수정란을 만드는 치료법 | 체외수정 | 을 말합니다. '정자와 난자의 수정 → 수정란의 착상' 단계에서 수정을 생식기술로 실현시키는 것이 ART입니다.

다르게 표현하자면 일반치료에서는 난관 내에 이루어지는 수정을 눈으로 확인할 수 없지만, ART에서는 수정란이 된 것을 눈으로 확인할 수 있습니다. 즉 체외수정은 정자와 난자에 충분한 수정능력이 있는지를 알아보는 방법이기도 합니다.

Q 치료의 스텝업이 뭔가요?

타이밍법으로 임신이 되지 않으면 인공수정 시술을 받고 인공수정으로 임신이 안 되면 체외수정 | 또는 정자직접주입술 | 시술을 받는 등 치료법을 스텝업해 가는 것을 의미합니다. 그러나 원인에 따라서는 타이밍법이나 인공수정으로는 임신이 어려워 처음부터 체외수정에 의존할 수밖에 없는 경우가 있습니다. 예를 들어 남성불임의 경우 정자의 상태에 따라서는 인공수정에 의한 임신이 어려워 치료의 첫 단계부터 정자직접주입술이 필요한 경우가 있습니다. 즉 '타이밍법→인공수정→체외수정'으로 단계를 밟을지는 불임증의 원인에 따라 달라집니다. 특히 나이가 많은 여성의 경우 귀중한 시간을 낭비하지

않기 위해서는 이런 단계에 집착하지 않는 게 좋습니다.

Q 타이밍법에 대해 상세히 알고 싶습니다.

배란된 난자의 수명은 18~24시간입니다. 수정과 임신이 되기 위해서는 이 시간 내에 난자와 정자가 만나야 합니다. 타이밍법은 배란일을 정확히 예측해 정자와 난자가 만나는 타이밍 | 성생활 | 을 지도하는 방법입니다.

초음파검사로 난포의 크기를 측정하면 배란일을 정확히 예측할 수 있습니다. 그리고 배란 전에는 LH 서지 | LH-Surge | 라고 해서 LH | 황체형성호르몬 | 가 급격히 상승합니다. 보통 LH 서지에서 24~36시간 후에 배란이 일어나기 때문에 소변검사나 혈액검사로 호르몬양을 측정해 LH 서지를 파악합니다.

정자의 수명은 난자보다 길기 때문에 | 약 2~3일 | 배란 전에 성생활을 갖도록 해 정자가 난자를 기다리게 하는 것이 임신 가능성이 올라갑니다. 이때문에 배란예측일 2~3일 전에 성생활을 갖도록 한 다음 배란일에 한 번 더 성생활을 갖도록 지도하는 경우도 있습니다. 이처럼 섬세하게 임신이 잘 되는 성교 타이밍을 지도하는데, 임신이 잘 안 되는 요인이 있을 경우에는 그 치료를 병행합니다. 배란이 잘 안 될 때는 배란유발을 실시하고 자궁경관점액의 성정이 나쁠 때는 호르몬치료를 실시하며 황체기능부전이 의심될 때는 황체호르몬보충요법을 실시합니다. 타이밍법은 단순히 성생활의 타이밍을 지도할 뿐만 아니라 임신이 잘되도록 하는 치료를 병행해 실시하는 치료법이라고 생각하면 됩니다.

Q 인공수정을 왜 AIH라고 부르나요?

인공수정 | 배우자간 인공수정 | 은 자연스러운 성교 대신 의사가 인공적으로 남편의 정자를 아내의 자궁 안으로 주입하는 치료법입니다. 'Artificial Insemination with Husband's semen' | 남편의 정자를 이용한 인공수정 | 의 약자를 써서 AIH라고 합니다.

Q 정액을 집에서 채취하면 안 되나요?

병원에서 채취하는 것이 원칙입니다. 그런데 병원에서 도저히 안 될 경우에는 집에서 채취해 병원으로 가져오도록 할 수 있습니다. 그러나 정자의 활동성은 저온의 영향을 받기 때문에 특히 추운 계절이나 지방에서는 병원에서 채취하는 것이 기본으로 되어 있습니다.

Q 정액의 상태는 왜 변하나요?

정자는 정소에서 만들어지는데 완성정자가 될 때까지 약 74일 정도 걸린다고 합니다. 다시 말해 오늘 정사된 정자는 74일 전에 생겨난 것으로 정자 수를 비롯한 정액의 상태는 그동안의 몸의 컨디션이나 호르몬 분비에 따라 달라집니다. 그래서 며칠 후에 채취되는 정액의 상태가 오늘 채취한 정액과 다를 가능성이 있는 것입니다.

【보조생식술 | ART | 】

Q 체외수정으로 태어난 아기는 얼마나 되나요?

2005년 1월 1일~12월 31일 사이의 통계에 따르면 체외수정, 정자직접주입술, 냉동배아 이식으로 태어난 아기는 총 1만 9,112명입니다. 2005년의 전체 출생자 수가 106만 2530명이니까 55명 중 한 명은 체외수정으로 태어났다는 이야기가 됩니다. | 1.8% | 일본에서 처음 체외수정으로 아기가 태어난 것은 1983년입니다. 그 후로 22년 동안 총 15만 4,869명의 아기가 태어났습니다. | 일본산과부인과학회 2006년도 윤리위원회 등록 조사소위원회 보고 |

Q 체외수정·배아이식을 왜 IVF·ET라고 부르나요?

'체외수정·배아이식'은 체외수정으로 생긴 배아 | 수정란 | 을 자궁 안으로 주입 | 이식 | 하는 시술입니다.

영어로는 체외수정을 'In Vitro Fertilization', 배아이식을 'Embryo Transfer'라고 합니다. 이것의 첫 글자를 따서 체외수정을 IVF, 체외수정·배아이식을 IVF·ET라고 부르는 것입니다.

Q 체외수정과 정자직접주입술은 어떻게 다른가요?

둘 다 체외에서 정자와 난자를 수정시키는 방법인데 수정방법이

다릅니다. 난자 주위에 정자를 놓고 정자가 자력으로 난자 안으로 들어가기를 기다리는 것이 체외수정입니다. 이에 반해 인공적으로 정자를 난자에 주입하는 것이 정자직접주입술입니다.

그리고 체외수정에서는 여러 마리의 정자를 이용하기 때문에 그 중 어느 정자가 수정될지는 자연의 섭리에 맡기게 됩니다. 반면 정자직접주입술은 현미경 하에서 선택된 한 마리의 정자가 난자 안으로 들어가게 된다는 것도 다른 점입니다.

Q 채란을 위한 인공 주기법이 뭔가요?

난자는 자연적인 상태에서는 보통 한 개밖에 배란되지 않기 때문에 체외수정이나 정자직접주입술에서 수정란이 생길 확률이 매우 낮습니다. 이 때문에 채란에 앞서 배란촉진제로 난소를 자극하는 방법으로 질 좋은 난자를 많이 발육시키게 됩니다. 그런데 이렇게 인공적으로 발육한 난자가 자연배란이 되어 버리면 채란은 불가능합니다. 그래서 자연배란을 억제해 배란시기를 조절하게 되는데 이처럼 약을 이용해 인공적으로 월경의 주기를 만드는 것을 인공주기법이라고 합니다.

인공주기법에서는 다양한 배란촉진제와 배란억제제를 함께 쓰게 되는데 이때 가능한 난소에 부담을 주지 않도록 해야 합니다. 강한 난소자극으로 난소가 지치면 오히려 역효과를 낼 수 있기 때문입니다.

Q GnRH 효능제와 GnRH 길항제는 다른 약인가요?

　이름은 매우 비슷한데 다른 약입니다. 사용목적은 둘 다 자연배란을 억제해 배란을 조절하는 데 사용됩니다. 먼저 약의 형태부터 다릅니다. GnRH 효능제는 점비약 | 역주:코에 한 방울씩 넣는 약, 제품명/SUPRECUR, 브세레큐어 | 이고, GnRH 길항제는 주사제 | 제품명/세트로타이드 | 입니다. 또 크게 다른 점은 환자의 부담측면입니다. 인공주기법의 패턴에 따라서도 다르지만, GnRH 효능제는 보통 하루에 2~3회식 주 단위로 계속 코에 넣어주어야 하는 반면, GnRH 길항제는 인공주기 동안 4일만 주사하면 됩니다.

Q 유전자조작제제인 리콤비넌트 FSH는 부작용이 없나요?

　유전자조작제제의 안전성 및 유용성에 대해서는 충분한 검증이 이루어지고 있기 때문에 부작용은 걱정하지 않으셔도 됩니다. 이미 많은 유전자조작제제가 나와 있습니다. 예를 들면 당뇨병 치료약인 인슐린이나 성장호르몬와 같은 호르몬제의 대부분은 바이오테크놀로지에 의한 유전자조작제제입니다. 기존의 FSH제제는 여성의 소변 | 주로 수도원의 수녀님들로부터 제공받고 있습니다 | 을 원료로 하고 있습니다. 그런데 이런 제제의 경우 미량의 협잡단백질이 남을 가능성을 부정할 수 없는데 유전자조작제제는 그런 염려가 없습니다.

　또한 임상실험 결과 채란 수와 양호배아 수 모두 기존의 FSH제제보다 우수한 것으로 나타났습니다. 그 근거 중 하나가 '단백질의 구조

적인 것, 예를 들어 FSH단백질에 붙어 있는 당쇄와 같은 것이 관련되어 있을 가능성이 있다는 것'입니다. | 웹사이트 'All About 불임 치료' | 당쇄에 대해서는 제4장에서 상세히 기술하고 있는데, 당쇄가 세포간 커뮤니케이션이라는 중책을 맡고 있다는 점을 고려하면 이는 매우 흥미로운 견해입니다.

Q 수정란은 어떻게 자라나요?

수정란은 배양액이 든 페트리접시에 넣은 다음 일정 온도가 유지되는 배양기 속에서 발육시킵니다. 배양액과 배양기 안의 환경이 여성의 체내와 비슷하면 비슷할수록 수정란은 잘 자랍니다. 그렇기 때문에 보조생식술을 시술하는 불임 치료전문시설에서는 배양액과 배양기 연구에 많은 시간과 노력을 투자하고 있습니다.

Q 난자와 정자의 수정능력을 알 수 있나요?

체외수정은 난자와 정자의 수정능력을 알 수 있다는 큰 장점이 있습니다. 이미 체외수정의 임상례가 늘면서 난의 질이 수정능력을 크게 좌우한다는 사실이 밝혀졌고, 이에 따라 질 좋은 난자를 확보하기 위한 노력이 계속되고 있습니다. 예를 들면 호르몬제로 배란유발을 하지 않는 자연주기법으로 채란하는 시도도 이루어지고 있습니다.

한편 정자는 정상정자가 일정 수만 확보되면 인공수정이나 체외수정이 가능하기 때문에 기존에는 정자의 수정능력에 대한 연구를 소홀히 해 온 경향이 있습니다. 그러나 정자가 난자에 수정되기 위해서는 선체반응을 비롯한 다양한 조건이 필요하다는 사실이 밝혀졌습니다.

난자와 정자의 수정능력에 대해서는 빠른 속도로 진행되고 있는 당단백질 | 단백질에 당쇄가 결합된 분자 | 에 관한 연구 등 다양한 연구가 진행되고 있습니다. 참고로 일본의 연구자들에 의해 발견된 난자와의 융합에서 빼놓을 수 없는 정자의 단백질은 인연을 맺어주는 신인 이즈모 오야시로 | 出雲大社 | 의 이름을 따 이즈모라는 별명이 붙어 있습니다. 이 단백질은 수정 시 정자와 난자의 형질막융합에서 빼놓을 수 없는 정자단백질로서 2005년 세계 최초로 발견하는 쾌거를 올렸습니다.

【보조생식술의 성공률을 높이는 기술】

Q 보조부화술이 뭔가요?

체외수정·배아이식에서 착상율을 높이는 방법입니다. 수정란은 자궁내막에 착상될 때 껍질이 깨지고 안의 내용물이 나오면서 이른바 촉수를 뻗듯 자궁내막에 뿌리를 내립니다. 이 현상을 접착이라 하는데 이때 미리 수정란의 껍질을 깨 두는 방법이 보조부화술입니다. 보조부화술 덕분에 체외수정의 임신성공률이 상승하고 있습니다.

Q 배반포 이식이 뭔가요?

체외수정 | 정자직접주입술 | 으로 수정된 수정란은 체내환경과 아주 흡사한 배양액 속에서 세포분열을 반복하면서 발육합니다. 그리고 일반적인 체외수정에서는 수정란이 4분할된 단계에서 자궁에 이식합니다. 그러나 자연임신에서는 수정란이 200~400개 세포까지 분열된 배반포 단계에서 자궁내막에 착상하게 됩니다. 즉 4분할란은 아직 난관 안에 있어야 하는 단계이기 때문에 착상이 잘 안 될 수 있습니다. 그래서 임신율을 높이기 위해 배반포까지 키워서 배아이식을 하는 방법을 생각하게 된 것인데 이것이 배반포 이식입니다.

Q 2단계 배아이식이 뭔가요?

2단계 배아이식이란 같은 이식주기에 4분할란과 배반포를 2단계로 나누어서 이식하는 방법을 말합니다. 앞에서 설명한 바와 같이 배반포 이식에서는 수정란이 자궁내막에 착상하는 단계인 배반포까지 키워 이식합니다. 그런데 이때 자궁내막에서는 아직 받아들일 준비가 안 돼 있을 가능성이 있습니다. 자연임신에서는 아직 난관에 있는 4분할란이 자궁내막에 신호를 보내 받아들일 준비를 시키지만, 이식에서는 그것이 불가능하기 때문입니다.

그래서 1단계로 4분할란을 이식해 그 수정란이 보내는 신호로 자궁내막을 준비시킨 다음 2단계로 배반포를 이식하는 것입니다. 2단계 배아이식은 보조부화술과 함께 기존의 체외수정에서는 임신이 잘 안 됐던 사람들, 특히 30대 후반부터 40대의 임신성공률을 높이는 성과를 올리고 있습니다.

Q 무정자증인 남편의 아기를 갖고 싶습니다

사정된 정액 속에 정자가 없는 경우를 무정자증이라고 합니다. 지금까지는 남성이 무정자증일 경우에는 아기를 가질 수 없었기 때문에 비배우자간 인공수정 | AID | , 즉 배우자가 아닌 다른 남성의 정자를 제공받아 인공수정하는 방법밖에 없었습니다.

그러나 최근에는 정소에서 완성정자 바로 전단계인 후기정자세포를 채취해 정자직접주입술로 수정란을 만들 수 있게 되었습니다. 지금까지 일본국내에서 여러 차례 임신과 출산 예가 보고되고 있으며, 출산 후 경과를 살펴본 결과 미성숙정자로 임신한 경우도 아기에게는 특별한 이상이 없는 것으로 나타나고 있습니다. 무정자증, 중증 정자부족증 등으로 고민하던 남성불임자들에게 반가운 소식이 아닐 수 없습니다.

【가까운 미래의 치료법】

Q 미혼이라도 나중을 생각해서 난자를 보존해 둘 수 있나요?

여성의 경우 임신에는 나이의 벽이 있습니다. 젊을 때 수정능력이 높은 난자를 냉동 보존할 수 있다면 30대 후반 또는 40대에 결혼하게 됐을 때 냉동 보존된 난자를 이용해 임신할 수 있는 가능성이 있습니다. 미수정난자의 냉동 보존과 해동은 기술적으로 상당히 어렵지만, 현재는 기술이 상당히 진전돼 가능해졌습니다.

단 현재는 백혈병 치료 등 암 치료로 인해 난소기능이 손상될 가능성이 있는 경우에 한해서만 미수정난자의 냉동을 인정하고 있습니다. 그리고 일본산괴부인과학회에서는 기존에 기혼여성에 한해서만 인정해 왔는데 2007년 1월부터는 미혼여성의 난자 냉동에 대해서도 승인했습니다. 치료개시 전 또는 치료를 쉬는 동안 난자를 채취해 냉동 보존해 두었다가 결혼했을 때 이 난자를 해동해 체외수정을 실시하도록 하는 것입니다. 임신과 출산을 포기할 수밖에 없었던 젊은 여성들에게는 기쁜 소식이 아닐 수 없습니다.

그러나 만혼에 대비해 미수정난자를 냉동 보존하는 것에 대해서는 아직 사회적 동의가 필요한 상태입니다. 그러나 만혼화가 뚜렷해지는 요즘 가까운 미래에는 미수정난자의 냉동 보존도 불임 치료의 일환이 될 것으로 보입니다.